Adelgaza en 30 días con la dieta VISUAL

El plan definitivo para conseguir el peso ideal comiendo mejor

HOWARD M. SHAPIRO

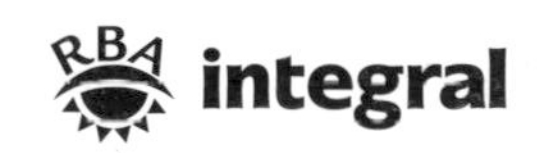

Título original: *Picture Perfect Weight Loss 30-Day Plan*
Esta edición se publicó por primera vez en 2005 por:
Rodale International Ltd.

Pérez Galdós 36 - 08012 Barcelona
www.rbalibros.com / rba-libros@rba.es

Segunda edición: junio 2006

Ref: OAGO126
ISBN: 84-7871-418-9

Producido para Rodale International Ltd. por studiocactus
Diseño de cubierta: La Page Original
Diseñado por Dawn Terrey
Editado por Aaron Brown
Traducción: Danielle Molina Stajnsznajder
Composición: Marquès, S.L.
Fotografías de cubiertas de Iain Bagwell (véase páginas 148-149 para comparación de calorías.
Fotografías interiores de Iain Bagwell excepto: Kurt Wilson / Rodale Images: 8, 58 (rebanadas de pan), 59 (rebanadas de pan), 92, 93 (queso), 99, 102 (patatas de bolsa), 104, 108, 109, 116, 126, 127, 134, 136, 140, 154, 159, 162, 165; Photos.com: 6, 10, 12, 21, 23, 24, 30, 32, 34, 36, 41, 44, 46, 49, 51, 52, 55, 56, 67, 69, 72, 73, 86, 87, 88, 89, 110, 112, 128, 144, 146; PhotoDisc: 11, 38, 48; Stockbyte: 27; y Studio Cactus: 15, 28, 29, 35, 58 (pan francés), 60, 61, 62, 63, 81 (plátanos), 102 (palitos), 106, 107.

www.drhowardshapiro.com

Nota importante: Este libro pretende ser una obra de referencia, no un manual médico. La información que se proporciona está pensada para ayudarle a tomar decisiones para mejorar su salud. No pretende sustituir ningún tratamiento que pueda haberle prescrito su médico. Si usted sospecha que puede tener un problema de salud, le recomendamos que busque ayuda médica.

A Kay von Bergen,
con un profundo aprecio y gran respeto:
Sencillamente, gracias...

En memoria de Paul Pansini y Raymond Meisenheimer
y en honor a sus hermanos (bomberos de la ciudad de Nueva York: los más valientes),
quienes actuaron con un inusitado valor tras la catástrofe del 11 de septiembre de 2001,
exigiendo de todos nosotros decencia y humanidad
y ejemplificando el verdadero significado del heroísmo.

SUMARIO

CAPÍTULO 1: PERDER PESO EN LA VIDA REAL. SU VIDA REAL

Usted está leyendo este libro porque tiene sobrepeso —o quizá algún familiar lo tenga— y se siente mal por ello. Pero puede poner fin a esa situación... ¡ahora mismo!

Durante más de 25 años he tratado a pacientes que insistían en que lo habían intentado todo y que eran incapaces de perder peso. He conocido a gente que recuperó los kilos que había perdido mediante los típicos regímenes. He trabajado con pacientes que siguieron cada nuevo programa, desde la hipnosis hasta el ayuno. Pacientes que medían las porciones y contaban uno a uno los gramos de más. Pacientes que se prohibían sus comidas preferidas, que se forzaban a consumir alimentos que detestaban, que comían todo aquello que un libro o un gurú les indicaba y que se sentían fatal si se permitían probar una galleta o si se les ocurría pedir una segunda opinión.

La gente gana peso en todos los países del mundo

¿QUIÉN PUEDE HACER DIETA?

He trabajado con todo tipo de personas: niños y ancianos, grandes ejecutivos, celebridades, políticos, madres a jornada completa, gente que come comida rápida y otros que cenan en los mejores restaurantes del mundo... Les he ayudado a entender por qué las dietas no siempre funcionan, por qué la privación de comida es contraproducente y por qué el ayuno puede perjudicar la salud.

Les he explicado lo mismo que a usted, es decir, qué le enseñará este libro en 30 días: que hay una manera correcta de comer (consumir alimentos que usted disfrute hasta sentirse satisfecho) que realmente le ayudará a perder peso y mantener la línea. Yo llamo a este programa *Adelgaza en 30 días con la dieta visual*. Sí, le he puesto este nombre en parte porque usted podrá observar los cambios en su cuerpo a medida que pierde peso. Pero, sobre todo, lo denominamos así porque se refiere al método que utilizo para enseñar esta forma de comer. Los nutricionistas de mi equipo están continuamente demostrando diferencias entre comidas para dar a los pacientes un abanico de posibilidades, que a su vez les permite a estos últimos comparar las distintas pérdidas de peso en función de las opciones escogidas. Como podrá observar, nosotros reproducimos estas demostraciones

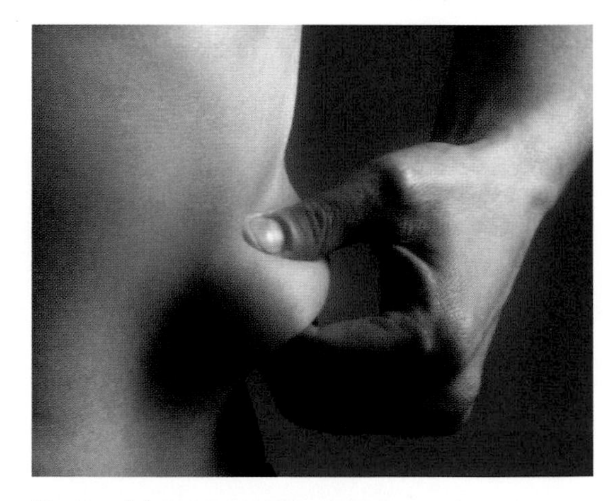

Un problema en aumento
La obesidad afecta a más de 300 millones de personas en todo el mundo y las estadísticas demuestran que no hay signos de un progresivo descenso.

EL PESO EN EL MUNDO

La obesidad está aumentando en todos los continentes y puede convertirse en el problema de salud más importante del mundo. Aquí se muestra un ejemplo del porcentaje de sobrepeso en algunos países:

País	Porcentaje de hombres obesos	Porcentaje de mujeres obesas
Australia	18	18
Dinamarca	10	9
Inglaterra	17	20
Finlandia	19	19
Francia	9,6	10,5
Alemania	17,2	19,3
Italia	6,5	6,3
España	11,5	15,2
Suecia	10	11,9
EE.UU.	20	25

Fuente: International Obesity Task Force. Estos valores son ejemplos de datos en continua actualización.

en las fotografías del libro. Son pruebas de cómo comer sano, deliciosos manjares, para el resto de su vida mientras pierde peso y mantiene la línea.

¿Cómo puedo estar tan seguro de que usted lo conseguirá? Porque *Adelgaza en 30 días con la dieta visual* le ha funcionado a miles de personas que he tratado en Nueva York. Todas ellas han perdido peso y han mantenido la nueva figura. Sin dietas de privación de alimentos, sin morirse de hambre, sin programar sus comidas con rigurosidad, sin llevar encima escalas de medidas o básculas para calcular las calorías ingeridas y sin enfadarse consigo mismos o sentirse unos traidores por haber pedido una pizza o haber comido de más en una fiesta.

Lo primero que debe saber sobre su intención de perder peso es que así será. Está a punto de iniciar un programa para perder peso que funcionará.

UN PROBLEMA MUNDIAL

No es el único que se siente mal por el sobrepeso. En realidad, podría compartirlo con personas de todo el mundo. Desde Birmingham hasta Brisbane, desde París hasta Pretoria, de un país a otro y casi en cada región del planeta, más de 300 millones de personas sufren sobrepeso (del 10 al 15% de peso por encima del ideal), son obesas (20%) o incluso padecen de obesidad mórbida (desde un 30%). Aunque no sea un gran consuelo, usted forma parte de un

No es el único que se siente mal por el sobrepeso

problema global. Este problema es reciente y dinámico. En el mundo se ha doblado el número de personas obesas en las últimas dos décadas. Un informe publicado por la International Obesity Task Force en 2000 muestra que incluso en China, país que mantiene uno

BOMBERO EN FORMA

Pocas profesiones son tan estresantes como la de un bombero. Hace poco, Tom Kontizas, un bombero de la ciudad de Nueva York, perdió 18,1 kilos con el programa Adelgaza en 30 días. *Sin siquiera intentarlo, su esposa perdió 3,6 kilos, sólo por comprar y cocinar los alimentos requeridos.*

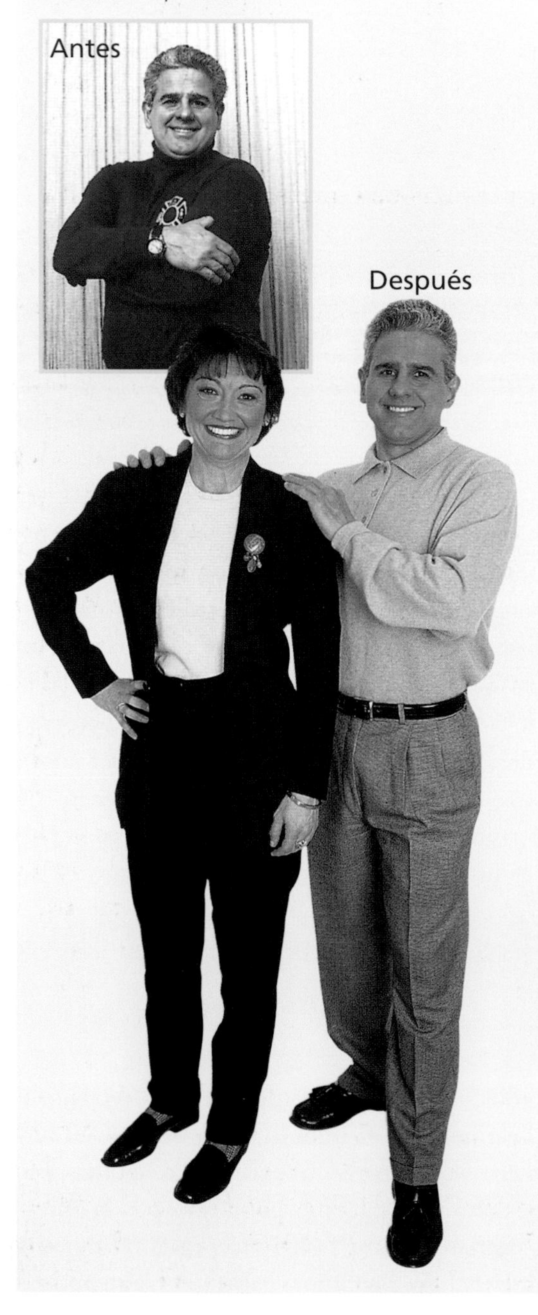

de los índices más bajos de población obesa, estos porcentajes están aumentando.

Posiblemente acabará disminuyendo el número de habitantes. Y sería por culpa de la diabetes, algunas apoplejías, la presión arterial alta y algunos tipos de cáncer.

DEMASIADO CERCA PARA LA COMODIDAD

Una de las regiones que más sufre esta vorágine de infelicidad y de falta de salud es el

Las dietas no funcionan. Por eso está leyendo este libro

Reino Unido. En 2004 se estimó que una cuarta parte de los hombres y una de cada cinco mujeres eran obesos. Además, 30.000 personas al año mueren en ese país prematuramente a consecuencia del aumento de peso.

Sin embargo, este problema no sólo existe en el Reino Unido: estudios realizados en Australia revelan que va camino de sobrepasar a Estados Unidos como nación más obesa a nivel mundial. La obesidad en niños australianos se ha doblado en los últimos 10 años, alcanzando al 20% de éstos.

El problema está creciendo rápidamente. Se predice que, si la tasa actual de crecimiento continúa, un tercio de la población del Reino Unido, dentro de 10 o 15 años, podría sufrir enfermedades causadas por el exceso de peso.

Seguramente, usted ya ha oído hablar de todo esto. En verdad, usted no necesita todas estas estadísticas para valorar el problema, puesto que lo puede ver en la oficina, en el supermercado, caminando por la calle, mirándonos al espejo... Y quizá usted no necesite que le recuerden, con terribles advertencias, las enfermedades derivadas del sobrepeso. Usted mismo puede comprobarlo —por la ropa que de repente le aprieta, por la falta de aire cuando sube las escaleras, por la sensación de malestar con su propio cuerpo...

Ese malestar es algo que usted comparte con millones de personas. Se estima que uno de cada cuatro adultos, del mundo occidental, o bien está siguiendo una dieta para perder peso «controlando lo que come», o bien para no ganarlo. Invertimos mucho dinero con la intención de adelgazar (en dietas, medicamentos y suplementos, básculas, procurando no mezclar ciertos alimentos con otros, siguiendo programas...). Como ya sabe, estas soluciones no funcionan. Por eso está leyendo este libro.

¿SOBREPESO U OBESIDAD?

¿Cómo ha ocurrido? ¿Cómo hemos llegado a este punto? ¿Cómo ha llegado hasta aquí? Hay una razón para engordar y varias causas asociadas. La razón es metabólica y varía en función de la persona. Su metabolismo es la particular combinación de los procesos químicos que ocurren en su organismo. Esta combinación depende en parte de las interacciones entre factores genéticos y ambientales. Qué factores son y cómo interaccionan constituyen su distintivo y su firma. Nadie más tiene esa combinación actuando de la misma manera. Esta combinación determina la manera en que su cuerpo gana o pierde calorías, qué sabores le gustan, e incluso su manera de pensar en la comida. En cierto sentido, cada uno dispone de unas barajas de cartas metabólicas. Si se desconocen las cartas, no se puede jugar correctamente.

El ambiente altamente estresante en el que vivimos nos afecta

CÓMO AFECTA AL ESTILO DE VIDA

Hay otras causas que contribuyen al aumento de peso: culturales, sociológicas y psicológicas. Éstas nos conducen a determinados estilos de vida, es decir, a distintas maneras de jugar las cartas. Por ejemplo, la comida que escogemos, hacer o no ejercicio y el grado de estrés que sufrimos.

Incluso la antropología tiene su papel en esto. Una causa que contribuye a aumentar este problema mundial simplemente es que estamos modificando nuestra evolución como especie.

Antropólogos y biólogos saben que, en una época temprana, engordar para los humanos era una ventaja. En períodos en los que podían sobrar o faltar alimentos, aquellas personas que engordaban fácilmente eran saludables. Éstos han sobrevivido y, como parte de la evolución, los caracteres que ayudaban a la supervivencia son los que se imprimieron en el código genético y pasaron de una generación a otra. ¿El resultado? Los humanos estamos predeterminados para desear alimentos con un alto contenido calórico que nos hacen engordar rápidamente.

Sin embargo, actualmente, al menos en los países desarrollados, no padecemos épocas de hambruna. Ocurre lo contrario: hay demasiada comida hipercalórica y nuestros cuerpos suelen reservar muchas calorías y gastar muy pocas: un verdadero efecto *boomerang*.

SE PAGA UN PRECIO

Algunos aspectos de nuestros hábitos culturales exacerban el problema. Vivimos en un mundo acelerado, en constante estrés. Si los padres trabajan —a menudo muchas horas bajo mucha presión—, con hijos muy ocupados, con una rutina de ir y venir constantemente de un lado a otro, es difícil que se siente toda la familia a cenar relajadamente. Realmente no hay tiempo para una buena comida y, si lo hubiera, todo el mundo estaría demasiado ocupado o demasiado cansado para disfrutarla. Es más fácil, más conveniente, e incluso menos costoso para una familia preparar una comida rápida en el microondas y comerla deprisa y corriendo. Mientras tanto, cada vez estamos

Comemos más y practicamos menos ejercicio

más equipados: teléfonos móviles, tarifas planas de internet, etc. Todo ello nos permite hacer lo que queramos, al momento, sin ni siquiera levantarnos de la silla ni salir de casa. Nuestros antepasados debían trabajar duro para conseguir los nutrientes, pero nosotros en un momento vamos a un establecimiento de comida rápida o encargamos la comida desde casa.

NOS CONVERTIMOS EN OBESOS

La comida rápida engorda muchísimo. Pero los restaurantes de comida más elaborada también suelen utilizar ingredientes hipercalóricos, así como métodos de cocción poco saludables. Además, los precios son elevados. Todo esto a expensas de su figura. Cuando un pollo asado es delicioso, seguramente se ha combinado con un queso Gorgonzola, se ha acompañado con bacon y se ha cubierto de alguna apetitosa crema. Por tanto, es una comida muy calórica y causa de problemas cardíacos.

Es más, si bien en Estados Unidos hace tiempo que ocurre, en otros países la gente se está acostumbrando a consumir enormes raciones. Enormes cubos de palomitas con mantequilla, refrescos en vasos de litro, menús que por poco dinero se convierten en extragrandes. Es como si estuviésemos poniendo a prueba nuestra prosperidad cada vez que comemos.

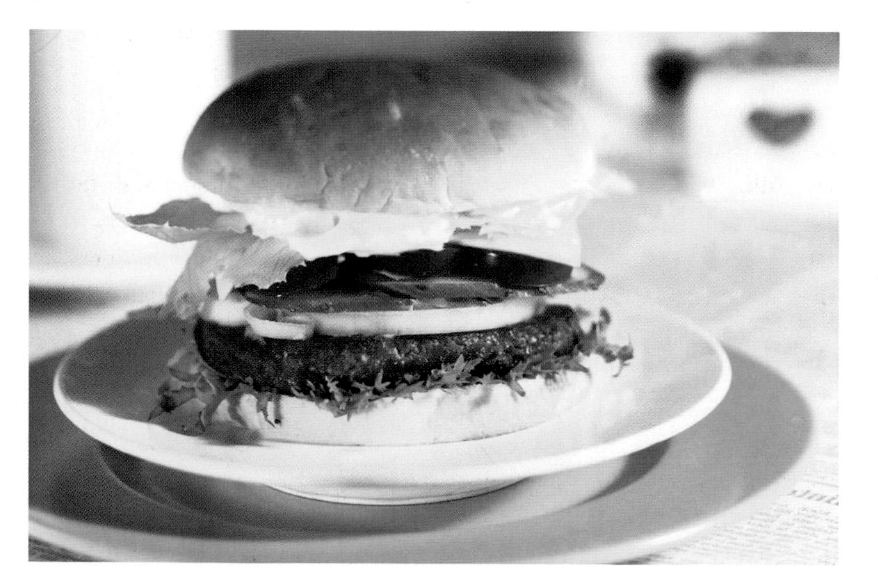

Eliminar las hamburguesas
La obesidad se está convirtiendo en una norma gracias a las dietas basadas en la comida rápida y a la vida sedentaria.

UN EFECTO SECUNDARIO DE LA OBESIDAD: LA APNEA DEL SUEÑO

La apnea del sueño está causada por el bloqueo transitorio de los tubos respiratorios. Roncar alto y dejar de respirar varias veces durante la noche son los síntomas más claros. Los investigadores han demostrado que la apnea tiene mayor incidencia en personas con sobrepeso u obesidad, sobre todo hombres, con un diámetro de cuello a partir de 43 cm. Además de las consecuencias diarias, como la fatiga, hay evidencias que indican que aumenta la probabilidad de sufrir hipertensión y problemas cardíacos.
En cuanto al sobrepeso, perder el 10% de los kilos sobrantes puede ayudar.

ELEGIR EL MODO MÁS FÁCIL

Visualice lo siguiente: a medida que comemos más, hacemos menos ejercicio físico. Este hecho forma parte de la evolución humana. Hemos evolucionado como una especie activa. La parte de nuestro cerebro que regula

La mayoría de los niños prefieren holgazanear

el apetito y la ingesta de alimentos trabaja mejor cuando somos activos.

Hemos restringido el ejercicio y el esfuerzo físico todo lo posible para hacer que nuestras vidas sean más fáciles:

- Las máquinas realizan casi todo el trabajo de las fábricas, y los ordenadores en las oficinas permiten que no tengamos que levantarnos de la silla para encontrar un archivo o comunicarnos con un colega.
- Hemos aumentado el uso de aparatos para ahorrar energía física (ascensores, puertas automáticas...).
- Los artículos de limpieza hacen que la faena sea más fácil.
- Cuando queremos ir a algún sitio, cogemos el coche y abrimos las puertas del aparcamiento con un mando a distancia. Incluso hay chicos que antes iban a la escuela o al instituto andando o en bicicleta, pero ahora los llevan en coche o conducen ellos algún tipo de vehículo.
- Asimismo, algunas escuelas han recortado sus presupuestos reduciendo las horas de actividades físicas.
- Fuera del colegio, algunos padres creen que las actividades físicas son peligrosas si sus hijos las practican sin supervisión. Pero les dejan ver la televisión o jugar a videojuegos; actividades en las que sólo desarrollan algunos dedos y van acompañadas de potentes tentempiés. Incluso en zonas residenciales, donde hay más posibilidad de jugar al aire libre, la mayoría de los niños prefieren holgazanear.

EL MITO DEL GIMNASIO

Sí, hay más gimnasios que nunca, más vídeos de fitness y más máquinas para hacer ejercicio en casa. Pero vamos al gimnasio en coche, los vídeos acumulan polvo en las estanterías y la bicicleta estática está bajo un montón de ropa que ponemos encima. Quemamos unas 400 calorías menos que nuestros bisabuelos en el siglo pasado. Alrededor del 20% de nosotros hace un máximo de ejercicio físico de unos 5 minutos consecutivos al día.

Y no es nada comparable a lo que debe-

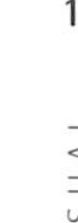

ríamos hacer como, por ejemplo, seguir una rutina de 5 sesiones semanales, de 30 minutos cada una, de ejercicio moderado.

Esto queda muy lejos de lo que se debería hacer: cinco sesiones de 30 minutos de ejercicio moderado a la semana, por ejemplo.

Usted no puede cambiar el metabolismo con el que ha nacido

Por esta razón, mucha gente lo desestima. Además, hay otros factores —culturales, sociológicos, etc.— que contribuyen a hacer que se tire la toalla. ¿Le suena familiar?

LO QUE NO FUNCIONA

Cualesquiera que sean las causas de su sobrepeso, en la vida real —*su* vida real— necesita ponerle remedio. Quizá ya haya probado alguna dieta. Se puso a calcular raciones, a contar calorías y a comer sólo a determinadas horas del día.

Quizá hasta probó una de esas dietas de moda (altas en proteínas o bajas en carbohidratos o sin azúcar o sin grasa). Puede que haya experimentado una o más de las nuevas teorías para perder peso que aparecen cada año: dietas según el tipo de sangre, por ejemplo, o que combinan conscientemente ciertas comidas con ciertos momentos del día.

Lo que han podido corroborar definitivamente los dietistas y los médicos gracias a todas esas décadas de constantes cambios de modas dietéticas es que las dietas no funcionan. Sí, se puede perder peso en un primer momento, incluso mucho peso. Pero una dieta, por definición, es de tiempo limitado. Desafortunadamente, una vez que se acaba y usted vuelve a «su vida real», el peso inevitablemente vuelve. De hecho, con demasiada frecuencia, se recupera incluso más peso del que se perdió. La razón es totalmente psicológica: privarse de algo es un fracaso. Y una dieta significa privarse de ciertas comidas, limitar las raciones y comer sólo según un programa determinado y no cuando usted quiere.

Como veremos, forzarse a hacer cosas antinaturales tiene un efecto opuesto: no solamente reprimirá su apetito o comerá menos o perderá peso, sino que se volverá más irritable, comerá más y ganará lo que ha perdido, e incluso puede ganar más peso del que tenía.

MANTENER LA DIETA

En cuanto a las dietas, hay que decir: «Manos a la obra»; de hecho, un estudio reciente mantiene que los que siguen una dieta en general están cansados de todos los consejos que reciben, sobre todo porque muchos consejos son contradictorios.

Moverse
El ejercicio es un factor crucial para perder peso; si quema más calorías de lo que consume, su peso bajará.

Están cansados de que se les diga lo que tienen que comer, cuándo y cuánto. Y manifiestan su enfado comiendo todo lo que las dietas de los gurús y la política de la nutrición prohíben.

Resulta evidente por qué las dietas no funcionan y, en cambio, *Adelgaza en 30 días* sí funciona.

Este libro no impone lo que se debe o no comer. Proporciona una amplia lista de comidas, incluso las que a usted le gustan: es una manera de comer, no una dieta.

Pero tal vez haya probado otras formas de perder peso. Quizás haya comprado máquinas para hacer ejercicio o se haya apuntado a un gimnasio.

¡Bien hecho! Un programa de ejercicios moderados resulta muy positivo para estar en forma; no lo deje, pues es muy beneficioso para su salud.

Tal vez haya escuchado en un CD la voz relajante y persuasiva del gurú de turno indicando qué pasos seguir para modificar su comportamiento con las comidas y «curar» para siempre su apetito.

O tal vez haya probado drogas o medicamentos que usted cree que «mágicamente» le harán perder esos kilos de más para siempre.

Ninguno de estos métodos funciona ni funcionará.

NO HAY SECRETOS PARA PERDER PESO

Como ha quedado demostrado gracias a recientes investigaciones científicas, no existe una respuesta mágica para perder peso. El apetito no es una enfermedad que se «cure».

No existe una dieta universal que sea efectiva para todos o que dure para siempre.

La razón por la cual dietas, pastillas y voces en un CD no funcionan es que no tratan el problema: el metabolismo. Usted no puede cambiar el metabolismo con el que ha nacido.

Cuando le dicen lo que tiene que comer, cuándo y en qué cantidad, se está actuando en contra de las interacciones químicas de su cuerpo.

El apetito no es una enfermedad y, por tanto, no se puede «curar». El hambre no es un capricho que se pueda reprimir. De lo que estamos hablando es de la química de su metabolismo. Si lo niega, lo desafía o intenta silenciarlo, no tendrá muchas posibilidades de perder peso o mantener el peso que ha logrado.

NUESTRO PROGRAMA FUNCIONA

Existe una única manera de perder peso y mantenerse, y es cambiar su relación con la comida. ¿Qué quiero decir con esto? Me refiero a que debe comer cuando sienta hambre, que comerá hasta que se sienta satisfecho y que no excluirá de su vida las comidas que le gustan. Pero comerá sabiendo las consecuencias de lo que come. Logrará tener una clara idea de su relación con las comidas, de manera que podrá disfrutar de una gran variedad de alimentos mientras pierde peso y se mantiene en forma.

El apetito no es una enfermedad que se «cure»

Lo importante son las elecciones y ellas están en sus manos. Después de todo, ¿quién decide lo que va a comer? ¿Quién es el responsable de lo que ingiere? ¿Quién determina el ejercicio que realizará hoy?: usted. Lo más probable es que muchas de las decisiones que haya tomado hasta ahora le hayan hecho subir de peso en vez de perderlo. Esto cambiará cuando modifique sus elecciones.

Adelgaza en 30 días con la dieta visual le proporciona las herramientas para el cambio: le dará la fuerza necesaria.

Mi método probado, Entrenamiento para Concienciarse con la Comida (FAT en inglés), le mostrará la diferencia entre las comidas que elige y le hará tener conciencia de las consecuencias de cada una de ellas.

Asimismo, este libro le permitirá tener una idea clara de lo que ve a través del ojo de su mente, cada vez que cocine o vea un menú o escriba la lista de la compra. Esto es *Adelgaza en 30 días*.

El programa se basa en unos principios básicos y unas pautas de fácil comprensión. Comencemos por los tres principios básicos del entrenamiento para concienciarse con la comida:

- La reducción de calorías es la clave para la pérdida de peso. Las calorías miden el valor energético de la comida. Son el factor determinante para perder, mantener o aumentar de peso. Controlar el contenido de grasas en las comidas puede ser un buen ejercicio, pero puede resultar inútil a la hora de subir o bajar de peso. ¿Por qué? Porque muchas comidas bajas en grasas igualmente contienen muchas calorías. Realmente se pierde peso cuando se logra escoger la comida baja en calorías en lugar de la alta en calorías. Este libro le mostrará cómo hacerlo.
- Elegir no significa privarse. Si se priva, no funcionará; de hecho, tiene el efecto contrario. Desear y no poder comer lo que realmente le gusta bajo las normas de una «estricta dieta» hace que, una vez que la dieta se haya acabado, se desquite y coma vorazmente. En nuestro programa no hay comidas prohibidas, ni raciones «correctas», ni horarios concretos. Y, justamente por eso cualquier motivo por el cual se coma es válido. La comida no es su enemigo. Es una necesidad que también debería ser un placer. ¡Disfrútela!
- Usted puede seguir nuestro programa mientras vive su vida. Tal vez su trabajo requiera frecuentes viajes de negocios. Quizás esté en casa todo el tiempo y, al hacer una pausa en las tareas del hogar, eche una mirada a la nevera. ¿Acaso tiene que comer con clientes? ¿Desayunar mientras está trabajando? ¿Socializar con la gente de la oficina? Cualquiera que sea su estilo de vida, sus gustos y sus necesidades, puede tomar decisiones respecto a la comida siguiendo el planteamiento de este libro.

LLEVARLO A CABO

La forma de aplicar estos sencillos principios es igualmente simple. En *Adelgaza en 30 días*, usted puede visualizar las comidas de su elección. ¿Qué quiero decir con esto? Tomar conciencia de la propia forma de comer tiene, según dice, el valor de 1.000 palabras. Vaya a la página 18 y encontrará un ejemplo. A la izquierda encontrará una muestra de comidas ricas en calorías y, a la derecha, deliciosas comidas bajas en calorías.

Privarse no funciona: realmente tiene el efecto contrario

¿Se ha hecho una idea? Hay dos *sundaes* (helados con frutas) muy diferentes, pero con el mismo número de calorías. ¿Qué ha aprendido con esta demostración? Cuatro hechos importantes:

- Coma la comida que aparece en la izquierda, si le apetece. Ningún alimento está prohibido.
- Coma todo lo que quiera de la derecha, si le apetece. Sí, estará comiendo el mismo número de calorías que aparecen en las comidas de la izquierda y aun así se beneficiará. ¿Por qué? Porque estará más lleno y satisfecho que si hubiese comido los alimentos ricos en calorías de la izquierda, y habrá comido más sano.

TEST DE CALORÍAS

¿Está listo para enfrentarse al desafío? Es bastante sencillo. Observe los pares de «alimentos comparados» de las siguientes ilustraciones y adivine cuál de los dos es más bajo en calorías. Las calorías se basan en las cantidades que ve en las fotografías.

A partir de este breve cuestionario, usted tendrá una idea más clara sobre las comidas la próxima vez que deba elegir una. Aun si logra acertar el 100% de las respuestas, las imágenes le harán recordar cosas que ya sabe de estos alimentos. Todavía descubrirá más si continúa leyendo este libro.

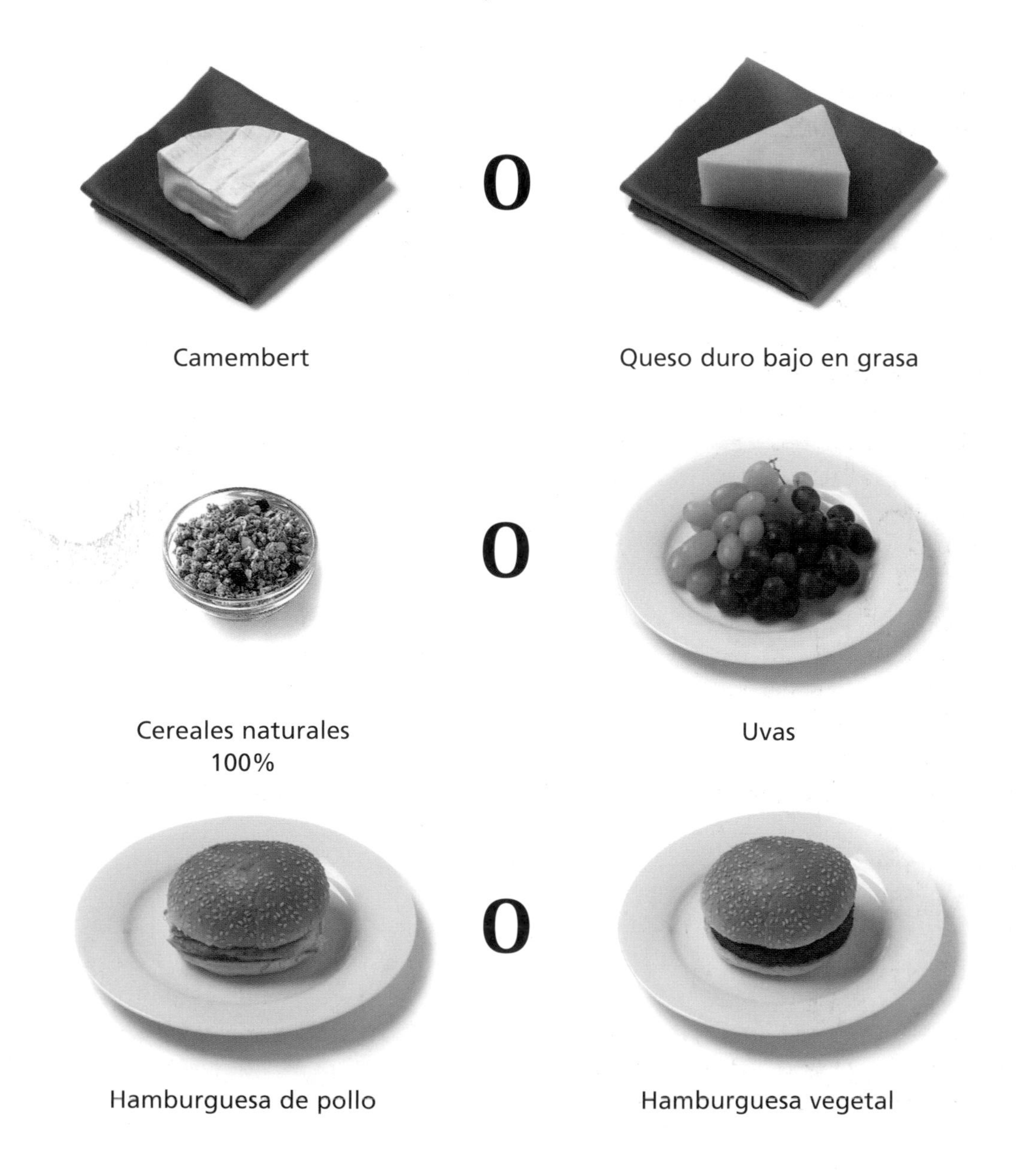

Camembert O Queso duro bajo en grasa

Cereales naturales 100% O Uvas

Hamburguesa de pollo O Hamburguesa vegetal

RESPUESTAS DEL TEST

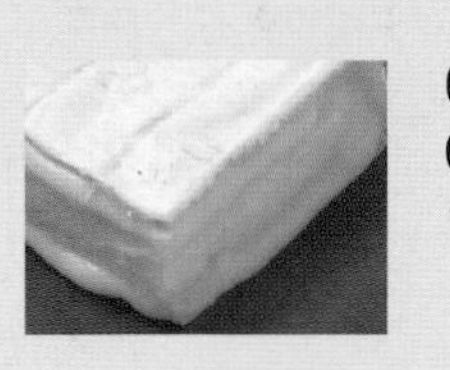

60 g de Camembert = 170 calorías

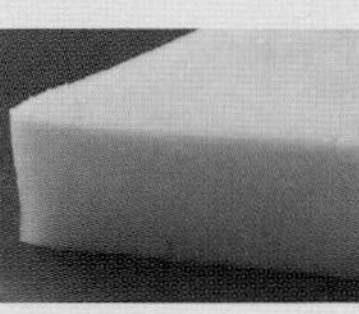

60 g de queso duro bajo en grasa = 180 calorías

¿Creía que el Camembert era más rico en calorías?

A mucha gente le gusta el queso, y todos sabemos contiene mucha grasa, el tipo de grasa saturada que todos deberíamos intentar limitar. La conciencia que tenemos sobre nuestro peso, sin embargo, nos puede hacer elegir quesos bajos en grasa; el Camembert verdadero parece una delicia pecaminosa y por eso creemos que es la opción más rica en calorías. Pero éste no es el caso. No sólo no es la elección del queso más alto en calorías, sino tampoco del que tiene más grasa. Y los dos contienen cerca de 9 gramos de grasa saturada.

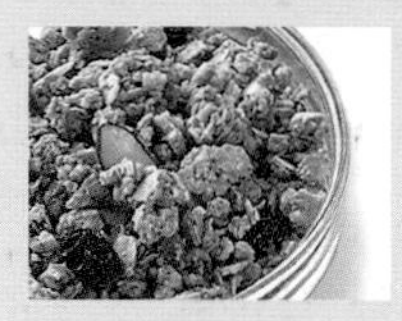

30 g de cereales naturales 100% = 170 calorías

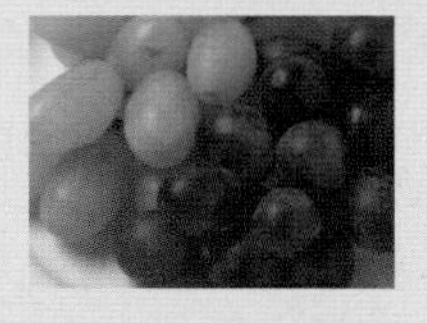

230 g de uvas = 140 calorías

¿Cereales o uvas? Descubra por qué la fruta es la más rica en fibra.

La fibra es un componente esencial en la dieta, especialmente si se tiene en cuenta la conciencia que tenemos de nuestro peso. Engaña al hambre, ayuda a sentirse satisfecho durante el día y previene enfermedades. El objetivo de *Adelgaza en 30 días* es conseguir el máximo de fibra con el mínimo de calorías posible. La mejor manera de hacerlo es obtener la fibra de la fruta y las verduras. Las cereales mostrados aquí son equivalentes a la cantidad de altas calorías en un gramo de fibra, mientras que esta abundante cantidad de uvas ofrece tres gramos de fibra con menos calorías.

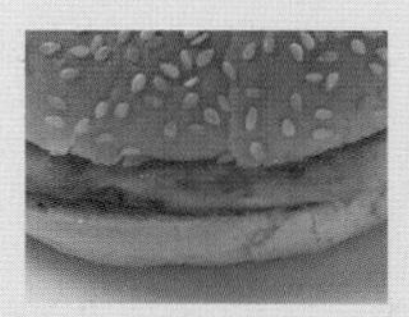

Hamburguesa de pollo (120 g) = 260 calorías

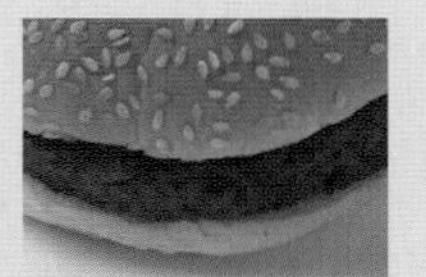

Hamburguesa vegetal (120 g) = 240 calorías

¿El pollo sin piel es saludable? Piénselo, la soja debería ser su elección.

Si creía que las aves eran más saludables, una alternativa más baja en calorías que la carne, debería saber que aún hay una alternativa mejor. Los productos de soja, como la hamburguesa vegetal de la ilustración, tienen menos calorías y, como ventaja añadida, son muy sanos porque disminuyen el riesgo de padecer cáncer, enfermedades cardíacas, osteoporosis y otros trastornos degenerativos. Además, los productos de soja son muy numerosos, variados y tienen buen sabor.

■ Si sólo come los platos de la derecha, estará comiendo más de lo que aparece en la izquierda, pero reduciendo significativamente el consumo de calorías.

■ Cada vez que tenga hambre o necesite comer algo, la comida de la derecha es una buena elección.

Sobre todo, aquí resulta evidente el alto coste en calorías de la comida que se muestra a la izquierda. Lo hace más claro aún la disparidad de las cantidades de comida que aparecen.

Obviamente, la comida que aparece a la derecha no es una opción distinta de la de la izquierda, sino una comparación de porcentajes de calorías que ayuda a tomar conciencia. Por último, coma lo que necesite de la comida de la derecha para quedar satisfecho, y acabará reduciendo calorías.

Este libro le ayudará a tomar conciencia, en 30 días, sobre qué comida elegir, haciendo hincapié en diferentes alimentos. Le mostramos más de 50 tipos de gráficos sobre calorías. A finales de mes, tendrá una clara idea de los mismos de modo que no necesitará pensar sus opciones.

Su apetito y paladar estarán satisfechos; no estará obsesionado con la comida, no tendrá que evitar las fiestas o los restaurantes y perderá peso.

Y probablemente usted piense lo mismo que mis pacientes. Durante más de 25 años me han dicho en su 3ª o 4ª semana del programa: «Pero, doctor Shapiro, ni siquiera siento que estoy haciendo una dieta».

De hecho, lejos de sentir que están siguiendo una dieta, los pacientes aseguran que no se privan de nada, que comen lo mismo —incluso, a veces más de lo que acostumbran—, que están muy cómodos con las elecciones que hacen y que pierden peso.

¿Qué ha sucedido? En un mes, precisamente en 30 días, han logrado tener fuerza. Es lo que hace que el programa funcione.

EL PAPEL DEL EJERCICIO

El ejercicio es esencial por razones tanto físicas como psíquicas.

Físicamente, cuanto más peso pierda, más difícil le será seguir perdiendo peso. Esto se debe a que el cuerpo reacciona hacia la pérdida de peso de la misma manera que al morirse de hambre, es decir, reduce el número de calorías que quema. Esto significa que deberá reducir la ingesta de calorías aún en mayor medida para poder continuar perdiendo peso.

> **La actividad física reduce la ansiedad, el estrés y la depresión**

Quemar calorías con el ejercicio ayuda. El ejercicio ayuda a cambiar la forma en que el

(Continúa en la página 20)

CÓMO «LEER» LAS DEMOSTRACIONES DEL LIBRO

Cada demostración presenta al menos dos sugerencias de comidas. Por un lado, se muestra la comida alta en calorías y, por el otro, la baja en calorías. Observará una gran cantidad de comidas hipocalóricas. Esto no significa que usted deba —o pueda— comer toda esa cantidad. No es una recomendación, sino una *demostración.* Intento mostrar que, si sólo come una ración de comida baja en calorías, su apetito quedará totalmente satisfecho y habrá ingerido menos calorías.

¡HELADO CON FRUTAS TODOS LOS DÍAS

La diferencia entre estos dos tipos de helados se mide en la cantidad de bolas. En realidad nadie come 9. Si come la misma cantidad, pero de la versión baja en grasa, conseguirá el mismo sabor y se ahorrará 120 calorías.

«¿De postre o mejor no? Parece que ésta es la eterna pregunta. La elección es suya. Piénselo con calma y, en caso afirmativo, elija la opción más baja en calorías.»

3 bolas de un exquisito helado (180 g)
300 calorías +

nueces (50 g)
340 calorías +

1 plátano
80 calorías +

salsa de chocolate (4 cucharadas)
220 calorías +

nata (20 g)
60 calorías

1.000 calorías

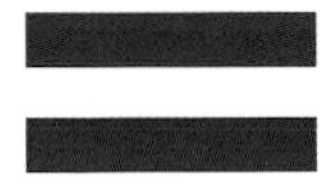

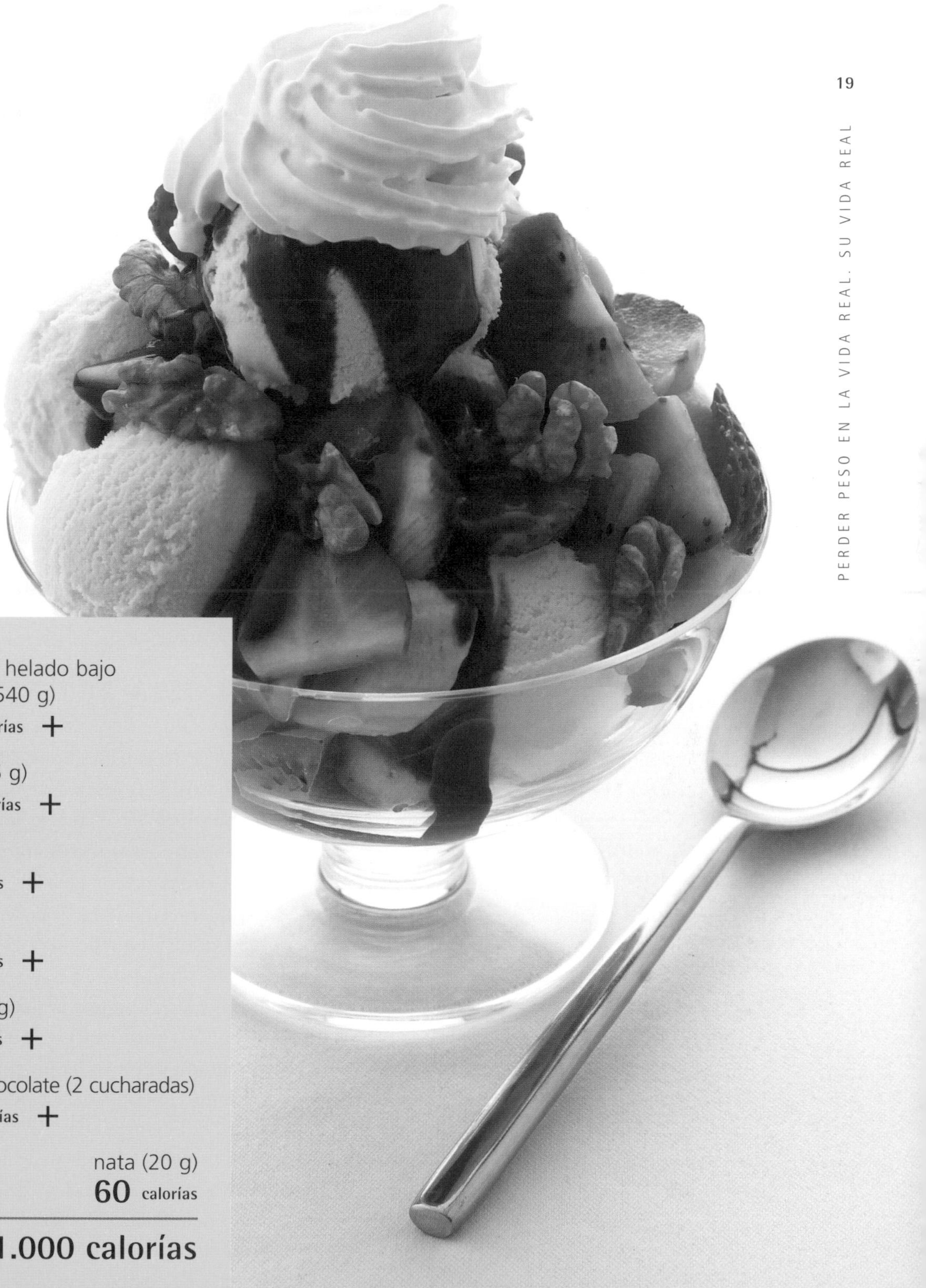

9 bolas de helado bajo en grasa (540 g)
540 calorías +

nueces (25 g)
170 calorías +

1 plátano
80 calorías +

1 kiwi
30 calorías +

fresas (35 g)
10 calorías +

salsa de chocolate (2 cucharadas)
110 calorías +

nata (20 g)
60 calorías

1.000 calorías

cuerpo procesa la comida, haciendo que consuma calorías para tener mayor energía y no para almacenarla como grasa.

Tal vez valga destacar que el ejercicio ayuda a preservar metabólicamente activo el tejido muscular. ¿Por qué es importante esto?

Organice el tiempo de ejercicio en sesiones más cortas

El tejido muscular metabólicamente activo utiliza muchas más calorías que el mismo peso en grasas, de manera que cuanto más alta sea la actividad metabólica de su tejido muscular más alta será su tasa metabólica; es decir, el número de calorías que usted consume en reposo.

Un cuerpo que consume más calorías al descansar es aquél que puede perder peso con más facilidad y mantenerse en el peso deseado sólo restringiendo de forma moderada la ingesta de calorías. Por si esto fuera poco, el ejercicio también actúa como inhibidor temporal del apetito.

Asimismo, tiene un impacto psicológico. Una actividad física regular ayuda a disminuir la ansiedad, el estrés y la depresión, lo cual favorece el hecho de no comer por insatisfacción. Ayuda a aclarar las ideas, calmar el estado anímico y animar el espíritu.

PASO A PASO

Lo mejor de todo es que el ejercicio es a la vez acumulativo y generalizado. Como su cuerpo se vuelve más fuerte haciendo ejercicio, usted tiende a volverse físicamente más activo en otras actividades. Puede que se vea subiendo escaleras en lugar de esperar el ascensor o que le resulte menos agobiante cargar las bolsas de la compra.

Es como el viejo refrán: cuanto más hagas, más podrás hacer. Perder peso y tener un cuerpo en mejor forma son logros mutuamente «estimulantes», que le harán sentirse más saludable, elegante y activo, alguien dispuesto a obtener más de la vida y gozarla.

Hacer ejercicio no significa necesariamente ir a correr durante una hora o jugar tres partidos de tenis antes del desayuno. Sin duda, el ejercicio intenso quema más calorías por minuto, pero de lo que se trata es de lograr una rutina para reducir calorías durante cierto tiempo. Y este sistema es el que en definitiva lleva al éxito. Por eso, su reto es el ejercicio moderado, o incluso de baja intensidad pero regular, y no ponerse en marcha a toda máquina y quedar exhausto. Además, estudios recientes recomiendan dosificar las sesiones para poder hacer ejercicio varias veces al día. Asimismo está demostrado que los que corren cuatro veces al día han perdido más peso que los que salen a correr una vez al día en una sesión más larga.

UN VIAJE A TRAVÉS DE ESTE LIBRO

Adelgaza en 30 días funciona. Dio resultado a 26 bomberos de la ciudad de Nueva York que perdieron entre 10 y 20,5 kg en 10 semanas, y todos continuaron perdiendo peso después de esas 10 semanas.

Modificar el peso basándose en este libro también resultó sencillo para el grupo que yo denomino Chicago 7. En 4 semanas perdieron entre 4 y 9,5 kg por persona, con un total de 41 kg. Y continúan poniéndose fuertes.

El programa también ha funcionado en miles de pacientes en mi consulta de Nueva York: famosos concientes de su imagen, gente corriente preocupada por su apariencia, jóvenes interesados por su salud y gente mayor intentando mantenerse en forma para disfrutar de una vida en mejor estado y durante más tiempo.

Puede que usted sea alérgico a ciertas comidas, pero eso no es un problema. Tal vez usted sea adulto y su médico le haya reducido

EJERCICIO ARITMÉTICO

¿Le gusta el helado? Entonces, es mejor que le guste este ejercicio. Ya verá por qué.

Si usted come 60 g de helado al día, durante un año –y no hace suficiente ejercicio para quemar las calorías extras– aumentará 4,5 kg. ¿Cómo ocurre esto?

Los 60 g de helado son equivalentes a 100 calorías, y esas 3.500 calorías de exceso se almacenan como 500 g de grasa, que se calculan de la siguiente manera: multiplique las 100 calorías de más, al día, por 365 días del año, luego divida por 3.500 calorías en 500 g de grasa, y esto da, aproximadamente, 4,5 kg.

Conclusión, si usted incrementa la ingesta de helado, para compensarlo debería aumentar su actividad física.

la ingesta de sodio o le haya recomendado que incremente el consumo de calcio o que intente comer alimentos con ciertas vitaminas.

Usted puede hacerlo según nuestro plan. Tal vez, debido a su bagaje cultural o a sus creencias, hay cierto tipo de comida que le gusta porque creció comiéndola. En este libro nadie le sugerirá que deje de tomarla.

Por el contrario, le ampliará la gama de opciones. Le ayudará a tomar conciencia del origen de nuevos alimentos, así como también de los diferentes tipos de comida y sabores. Para entender por qué tanta gente ha perdido peso, simplemente pruebe las demostraciones del libro. Como puede ver en las ilustraciones, nadie ha pasado hambre. Tampoco han renunciado a comer lo que les gusta. No han dejado de cocinar con creatividad ni de comprar grandes cantidades. No han dejado de ir a restaurantes, con amigos, clientes o colegas, y han disfrutado de abundantes desayunos de trabajo con jefes.

No hay ningún secreto, se trata de voluntad

Les mostraré los tipos de comida que pueden tomar, los dulces e irresistibles postres que saciarán su ansia en época de vacaciones y cómo enfrentarse a platos de diferentes países. Usted lo logrará ejercitando su conciencia sobre la comida en general y su elección de comidas en particular.

No hay ningún secreto, ni magia, es una cuestión de voluntad: su voluntad. Recuerde el viejo proverbio: «Si usted da un pez a un hombre, sólo comerá un día. Si le enseña a pescar, comerá siempre». Nuestro programa le enseña a «pescar», una manera de alimentarse para siempre. Sí, no está de más señalar que deberá cambiar su relación con la comida. Pero no tendrá dificultad en incorporar este programa, porque no será necesario que cambie su estilo de vida o sus gustos, no tendrá que luchar tratando de modificar su metabolismo.

La conciencia es la clave, la conciencia de poner las cartas sobre la mesa, junto con el universo de salud y las alternativas de comida bajas en calorías. Éstas son todas las herramientas que usted necesita para cambiar su relación con la comida y para perder peso definitivamente. Después, la opción es suya.

CAPÍTULO 2: PERDER PESO CON LA DIETA VISUAL

LA OBESIDAD SE INICIA EN LA NIÑEZ

La obesidad durante la niñez o durante la edad adulta es una epidemia. El problema entre los niños crece día a día. En el Reino Unido, desde 1989 hasta 1998, la obesidad entre niños de 2 y 4 años casi se duplicó del 5 al 9%. Entre 1990 y 2001, las cifras para los niños entre 6 y 15 años se triplicaron del 5 al 16%. Esto representa un aumento de muchos kilos y es extensivo al mundo occidental.

EL PRECIO QUE SE PAGA

Si las tendencias antes descritas continúan, se estima que como mínimo, en el 2020, una quinta parte de niños y una tercera de niñas sean obesos. Como los adultos, los niños con sobrepeso son más propensos a tener niveles altos de colesterol y de presión sanguínea y niveles anormales de azúcar en la sangre. Y eso no es todo. Tienen más riesgos de padecer enfermedades cardiovasculares, diabetes y otras patologías crónicas.

El presidente de la IOTF (Grupo Internacional de Obesidad), el profesor Philip James, afirma que vamos hacia el desastre a menos que haya un cambio radical en la manera de encarar la forma en que nuestros niños comen y hacen ejercicio: «El primer paso debe ser comenzar con la protección de la salud y el buen estado de los jóvenes que han sufrido daños, porque todavía no los hemos provisto de un entorno saludable donde puedan experimentar y aprender el valor de la buena comida y el juego».

Uno de los hechos más alarmantes de la obesidad infantil es que se convertirán en adultos obesos. Los jóvenes con sobrepeso tienen el 50% de posibilidades de ser obesos de adultos. Y los niños cuyos padres tienen sobrepeso tienen el doble de riesgo de ser obesos, comparados con los que tienen padres saludables.

Los científicos creen que la principal causa que conlleva al sobrepeso en los niños es la falta de actividad física, debido a la televisión y a los juegos de ordenador combinados con las comidas altas en calorías; pero ellos realmente no saben por qué el sobrepeso en los niños, durante el crecimiento, favorece la obesidad en el adulto.

El sobrepeso en los niños tiende a convertirlos en adultos obesos

Puede que la razón sea tanto psicológica como fisiológica. Tal vez los niños con sobrepeso simplemente acepten su peso como algo normal, especialmente si el exceso de peso es algo que ven en sus amados padres. O puede que los niños adopten «el hábito» de tener sobrepeso.

Cuando el niño tiene sobrepeso comienza un ciclo insalubre. Resulta duro hacer ejercicio o gozar de los deportes, por lo que no participa de las actividades que le harían quemar calorías. Esta incapacidad le hace ganar más peso y, cada vez, le resulta más difícil moverse.

EL PROBLEMA DE SER UN NIÑO CON SOBREPESO

Un sobrepeso grave en los niños representa un alto precio para su salud. Los daños psicológicos, emocionales y físicos pueden ser enormes y pueden derivar en consecuencias de por vida.

No tiene sentido encarar el tema con delicadeza; los niños obesos saben que lo son. Todos los días ocurre algo que se lo recuerda. Y aunque provenga de sus padres o de sus compañeros de escuela, en este período puede despertarles un sentimiento de inferioridad e inseguridad que les acompañará toda su vida.

Además de lo que ocurre en la escuela o en casa, se les bombardea con imágenes publicitarias de cómo se supone que tendrían que ser. Los jóvenes se ocupan de lograr estos estándares, más que los adultos, pero para los niños obesos está muy claro que ellos no son como «se supone que tendrían que ser».

Un resultado descorazonador es que los jóvenes y los niños se preocupen demasiado por su imagen corporal, especialmente su peso, lo cual por desgracia, cada vez más, los hace víctimas de desórdenes en la alimentación, como la anorexia y la bulimia, que son enfermedades serias, y muchas veces fatales, que van asociadas a la adolescencia y que ahora comienzan a manifestarse en los niños, en especial en niñas de 8 años. Pero, incluso

No aceptar su cuerpo sitúa a los niños en una situación de peligro

para los jóvenes que no están afectados por estos desórdenes, el desprecio de sus cuerpos puede llevarlos por caminos peligrosos como, por ejemplo, el ayuno o a una dieta que les prive de los nutrientes necesarios para el crecimiento, la maduración y la salud en general.

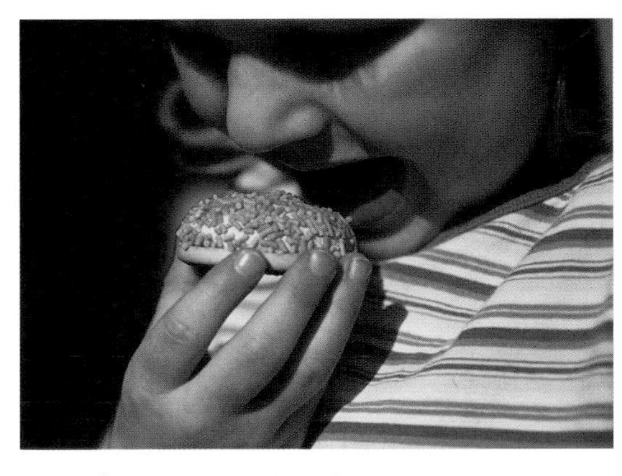

Comida para pensar
La obesidad infantil nunca ha estado tan presente. Es hora de cambiar la manera de comer y de hacer ejercicio.

LA COMPRENSIÓN DEL PROBLEMA

¿Qué haría usted si su hijo tuviera sobrepeso? Éste es el centro del problema, y es multifacético y complejo.

Primero, es importante señalar que no todos los niños con sobrepeso son insalubres y que no todos se convertirán en adultos obesos. Aumentar de peso tiene mucho que ver con el crecimiento y una gran cantidad de comida es esencial en el proceso de formación de los huesos y músculos.

Especialmente en el período anterior a la pubertad, y sobre todo en las niñas, subir de peso —aun un considerable peso— es absolutamente normal e incluso deseado. Éste es uno de los motivos por los que la aceptación del cuerpo por parte de las niñas suele ser tan problemático.

Si una joven durante la prepubertad hace

una dieta en esta etapa tan importante de desarrollo, puede ser fatal.

Algunas jóvenes han ido muy lejos, hasta perder la menstruación, simplemente por no comer o comer mal. Desde el punto de vista fisiológico y psicológico, esta resistencia a comer es un problema que debe superarse.

> **La actitud de los padres, con respecto a la comida, influye en los niños**

MIEDO A COMER

La actitud de los padres, respecto a la comida, influye en el comportamiento de los niños. Los padres son el modelo de sus hijos, y sus hábitos alimentarios serán decisivos para los niños. Muchos de los pacientes que vienen a mi consulta en Nueva York tienen recuerdos palpables de las restricciones a las que sus madres les sometían porque eran gordos o porque no consideraban sanas ciertas comidas. La comida, instantáneamente, se convertía en una pauta de comportamiento. De alguna manera, comer provocaba miedo. Los pacientes dicen que cuando pedían un tentempié, al salir de la escuela, siempre les daban lo que los adultos querían en vez de lo que ellos querían. Más de una vez compraban los alimentos prohibidos, de forma secreta, con la paga semanal.

¿HACER O NO HACER DIETA?

¿Qué deberían hacer los padres de un niño obeso? ¿Cómo se debería tratar el tema de la comida en casa? ¿Se debería buscar un «tratamiento»? ¿Habrá una solución única y que funcione? ¿Se debería poner al niño a dieta o no?

Médicos, pediatras, psicólogos y nutricionistas tratan este tema desde diferentes perspectivas, y todos están de acuerdo en que es necesario actuar, pero que la dieta es perjudicial. Restringir la comida hace que ésta sea más tentadora. Forzar a los niños a comer algo que no les gusta es crearles una aversión hacia esa comida. Es más, la dieta es un tratamiento programado que se mide con logros o fracasos.

Poniendo su hijo a dieta añadirá la presión del «cumplimiento» de ésta a otras presiones

ÍNDICES DE MASA CORPORAL INFANTILES

El peso saludable tiene un efecto positivo en nuestro estado general. El valor de un peso saludable se basa en una medida conocida como índice de masa corporal (IMC). Se calcula dividiendo el peso del cuerpo, en kg, por el cuadrado de la altura, en metros. Cuanto más alto es el IMC, más alta es la cantidad de grasa corporal y el exceso de peso. Un IMC de 20-24,9 representa un peso saludable; 25-29,9 representa sobrepeso y un IMC de 30, o más, representa obesidad.

El IMC se ha incorporado en las tablas de crecimiento de niños y jóvenes, y constituye una herramienta esencial de los médicos para la prevención de la obesidad. El IMC ofrece a los médicos, sobre todo a los pediatras, la posibilidad de intervenir, satisfactoriamente, en pacientes de hasta 20 años para prevenir los problemas en la edad adulta y trabajar el tema de la autoestima y los desórdenes en la alimentación.

APRENDER A DESHABITUARSE

¿Siempre come de más? Muchos lo hacemos cuando cenamos fuera, es Navidad o celebramos un cumpleaños. ¿Por qué? Puede ser porque así lo aprendimos.

Un grupo de niños, de tres años, comía la pasta que quería hasta saciarse totalmente, no importaba cuánto pusieran en su plato. Un grupo de niños, de cinco años, comía más cuando se le daba platos grandes. ¿Conclusión? De acuerdo con la investigadora en nutrición, la doctora Barbara Rolls, de la Universidad Estatal de Pensilvania, aprendemos a sobrepasarnos con la comida de los tres a los cinco años. Mientras el cuerpo instintivamente debería parar cuando está satisfecho, nosotros aprendemos a preferir un gran trozo de pastel.

que él o ella sienten. Además, casi siempre las dietas acaban en fracaso, empujando al niño a un peligroso agujero: el de su propia miseria; esto es lo último que usted quiere para su hijo.

Forzar a los niños a llevar una dieta sólo les hará desgraciados

Así como para los adultos, hay otros caminos para ayudar a nuestros hijos con sobrepeso. Simplemente, aplique los principios de esta obra.

PERDER PESO DE FORMA PERFECTA EN NIÑOS

Empezaremos por determinar si su hijo experimenta un crecimiento normal o si su peso representa un riesgo de salud. Visite a su médico, en este caso a un pediatra. El aumento de peso durante la pubertad es totalmente normal; debería ser sólo un poco de grasa —estos kilos de más desaparecerán tan pronto como su hijo descubra el fútbol o en cuanto crezca otros pocos centímetros. Pero, si hay un problema, es de extrema importancia entenderlo —y explicarle a su hijo— que hay opciones saludables. Primero, en esta situación usted debe ser cariñoso. Debe aleccionar a su hijo dándole a entender que eso es bueno para él. Empújele a que se implique y considere la cuestión. El precedente puede ser estimulante; el pasado sólo dañará la imagen que tiene el niño de sí mismo y su autoestima. De hecho, para que su hijo utilice el programa *Adelgaza en 30 días*, debe recibir aprobación, una aceptación consistente y un estímulo constante.

Segundo, para entender el programa como un beneficio para la salud, no como un programa de tratamiento, usted evitará la presión. Con nuestro programa, usted no le

HACER QUE SE MUEVAN

Ponga en práctica las siguientes indicaciones para alejar a su hijo de la televisión o del ordenador y que le guste la actividad física:

- Desconecte Internet y vaya a una biblioteca.
- Estimule las conversaciones cara a cara, no sólo por correo electrónico.
- Apunte a su hijo a actividades extraescolares deportivas o musicales, centros de arte o actividades comunitarias.
- Utilice de manera constructiva los fines de semana organizando salidas familiares.

pide a su hijo que pierda peso o que reduzca calorías. Porque eso le llevaría a medir todo... y a fallar. En cambio, le está pidiendo que cambie de hábitos. Es una lección, no una acción correctiva.

Por último, lo verdaderamente importante de este programa es lo mismo que al utilizarlo con adultos: da coraje al chico para hacer cambios en su vida que le ayudarán. Sí, para que el chico pierda peso debe reducir el consumo de calorías, pero no debe privarse de la comida porque es contraproducente.

El cambio es posible y, además, funciona.

LA TRAMPA DE LA TELEVISIÓN

La televisión es la mayor culpable de los malos hábitos con la comida de muchos niños y de la falta de ejercicio. Los estudios indican que los niños ven demasiada televisión, sobre todo los británicos. Allí, de los 6 a los 16 años dedican unas 3 horas diarias en comparación con las 2 horas del resto de Europa.

En Australia, un nuevo estudio sobre los niños y la televisión concluye que las empresas de comida rápida invierten más en anuncios publicitarios para niños que las fábricas de juguetes. La obesidad afecta a uno de cada cinco adolescentes en ese país, lo cual no es nada prometedor.

Y en un estudio reciente, realizado en Estados Unidos, se ha encontrado una correlación entre las horas que dedica un niño a ver televisión y la masa y la grasa corporal. (El IMC es una medida que tiene en cuenta el peso y la altura del cuerpo para indicar la cantidad exacta de grasa. Es muy útil para detectar un mayor peligro de problemas de salud. Véase página 24.)

Los niños que pasan más tiempo viendo televisión al día tienen más masa corporal que aquellos que no lo hacen.

Los niños se sienten mucho mejor una vez que modifican su relación con la comida. Cuando se trata de la infancia, son los padres quienes deben conseguir el cambio.

LAS INFLUENCIAS SOCIALES FAVORECEN EL AUMENTO DE PESO EN LA INFANCIA

Las industrias dedicadas a la comida rápida, galletas enriquecidas en azúcares, bollería, bebidas y tentempiés que engordan mucho y nutren poco, etc., invierten sumas cuantiosas de dinero en campañas cuyo objetivo es llegar a los niños.

Estas compañías compran espacios publicitarios durante la programación infantil y juvenil, utilizando diseños atractivos. Los anuncios cobran más fuerza en la televisión.

Los chicos responden al reclamo publicitario: les encanta ese tipo de comida. Y cuando ambos padres trabajan, una cena basada en comida rápida da más tiempo libre a todo el mundo. Pero ¿qué efecto tienen las hamburguesas, galletas, patatas fritas y golosinas en sus hijos? ¿Sabe si pueden contribuir a que lleguen a ser obesos a largo plazo? Aún peor, los niños en la actualidad son menos activos que antes. Muchas escuelas han reducido el ejercicio físico para ahorrar dinero. Si los dos padres trabajan, se imposibilita el ejercicio al aire libre porque no hay quien supervise a los pequeños. Muchos niños sustituyen esos deportes por juegos de consola e Internet.

Nuestro programa es una lección, no una acción correctiva

Si se tienen en cuenta los cambios sociales con los culturales, no es extraño que la

UN JOVENCITO QUE SUPERÓ SU PROBLEMA

Vino a verme una familia: una madre, un padre y un niño de 10 años, Andrew. Todos necesitaban y querían perder peso, pero me consultaron, sobre todo, por el niño. Incluso para un chico excelente en los estudios, que ama los deportes y que es popular, el peso puede ser un problema.

¿Un problema? Andrew me dijo: «Me gustaría mirarme en el espejo y creerme capaz de correr igual que mis amigos». Para un ávido aficionado al críquet, a los bolos y al béisbol, la habilidad atlética es una necesidad. Y tampoco es agradable mirarse en el espejo y no gustarse.

Un día, un compañero de clase insultó a Andrew. Incluso para un chico popular, y con alta autoestima, el efecto fue devastador. Los padres decidieron apoyarle en la idea de adelgazar, iniciando el programa *Adelgaza en 30 días* con él. Los tres han progresado sustancialmente. Andrew ha cambiado mucho sus hábitos alimentarios y está muy orgulloso de ello. En la actualidad, su fiambrera contiene un bocadillo de atún con lechuga y tomate, una pieza de fruta y una piruleta.

Cuando va al McDonald´s, su restaurante favorito, así como el de la mayoría de los chicos de su edad, se siente igual de feliz pidiendo una ensalada aliñada de manera dietética y pollo a la plancha que comiendo un Big Mac.

Este jovencito está cambiando su relación con la comida, haciendo que las cosas sean diferentes, perdiendo peso y sintiéndose bien consigo mismo. Aun más: otro resultado positivo de que Andrew siga el programa es que cada vez es más sano y, además, él reconoce que es importante.

obesidad infantil haya llegado a proporciones de epidemia. La pregunta es si esto tiene solución. Y, sí, la tiene. En primer lugar, los niños deben levantarse del sofá y moverse. Los padres juegan un gran papel al favorecer el cambio. Haga salidas al aire libre con los niños y hagan ejercicio. Podrían ir al parque más cercano a jugar a fútbol o a correr juntos. Otra opción es ir a nadar una vez a la semana en familia. O hagan volar una cometa. Incluso se puede aprovechar el paseo del perro, yendo más lejos a explorar un poco.

Muchas escuelas han reducido el tiempo de educación física

Los niños también necesitan comer alimentos bajos en calorías. Si quiere una idea, pase la página, aunque encontrará posibles menús ideales para sus hijos a lo largo de todo el libro. E intente motivar a los niños para que prueben nuevos alimentos; así se beneficiarán aún más.

¿UNA FIAMBRERA DIVERTIDA?

¿Usted sabe lo divertido que puede ser para su hijo almorzar 550 calorías de grasa y carbohidratos?

La comida de la derecha le permitirá comer más cantidad y es mucho más saludable, sobre todo gracias a las proteínas del atún. Y una cuestión importante, este menú para su hijo no es un plato típico diferente o dietético. Quizá sea el momento de redefinir el adjetivo «divertido».

«No hable de comidas buenas o malas, sino de qué alimentos nos nutren.»

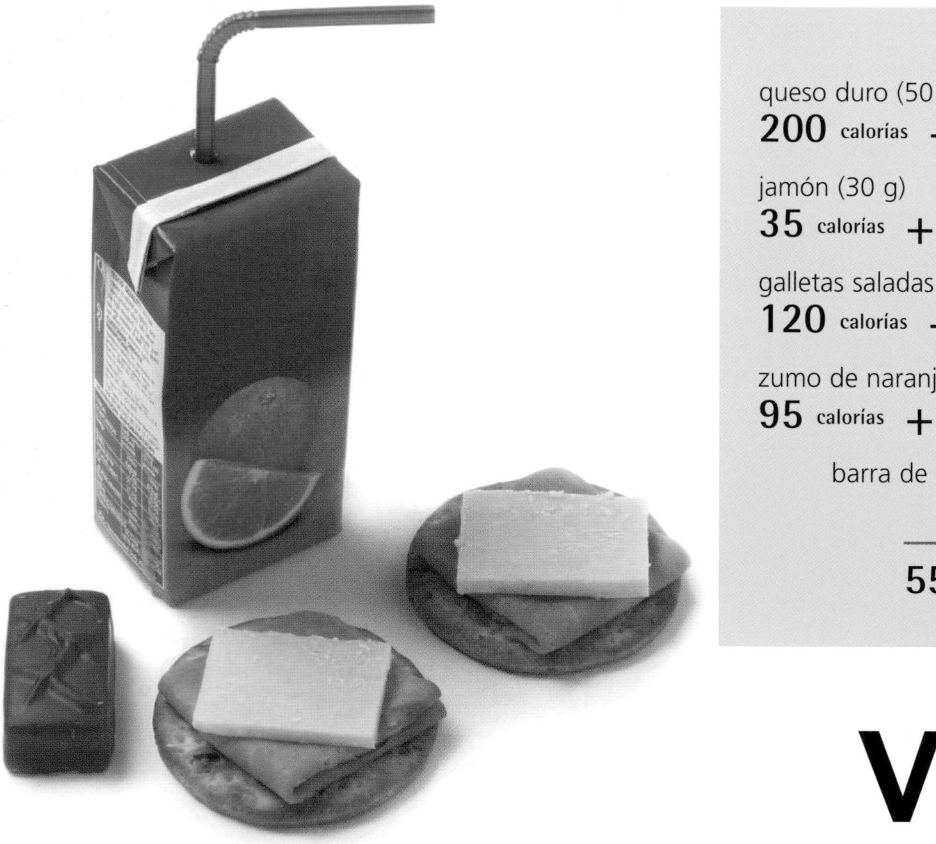

queso duro (50 g)
200 calorías +

jamón (30 g)
35 calorías +

galletas saladas
120 calorías +

zumo de naranja (200 ml)
95 calorías +

barra de chocolate (20 g)
100 calorías

550 calorías

VS

pan (50 g)
125 calorías +

atún (75 g)
75 calorías +

mayonesa dietética (1 cucharada)
30 calorías +

lechuga y tomate
10 calorías +

cola light (330 ml)
0 calorías +

pera
50 calorías +

manzana
50 calorías +

piruleta
50 calorías

---

390 calorías

LA PELIGROSA ADOLESCENCIA

En este apartado me dirijo especialmente a los adolescentes. Ya sé que os importa vuestra apariencia, ¿a quién no?, y esta preocupación suele tener que ver con el peso. También sé que la vida social es muy importante y que

Gran parte de la vida social se relaciona con la comida

gran parte de ésta se relaciona con la comida. La pregunta es: ¿Cómo podéis hacer para reconciliar la idea de manteneros en forma con comer todo lo que coméis? ¿Y cómo podéis hacerlo sin agobios? *Adelgaza en 30 días* os da las respuestas a estas y otras preguntas, utilizando la comparación entre comidas en este capítulo y en el resto del libro. Estas opciones, bajas en calorías, os permitirán saciar el hambre —cuestión esencial en esta etapa de la vida—, mantener la talla —también muy importante— y perder peso y seguir en forma a la vez.

Si seguís los ejemplos, conseguiréis el tipo que deseáis. Seréis capaces de modificar vuestra relación con la comida, hasta el punto de sentiros cómodos con ella, mientras lucís vuestra mejor apariencia y tenéis salud.

¿QUERÉIS ADELGAZAR?

Claro que sí. Todos queremos; tener sobrepeso no es guai. Como tampoco lo es estar a dieta cuando los demás comen todo lo que quieren cuando quieren.

Si eres una chica, «estar delgada» es un mensaje en tu cabeza, alto y constante. Un estudio publicado en una revista juvenil mostró que cada artículo que apareció

Adolescentes hoy
La imagen corporal suele ser la mayor preocupación de los adolescentes, y esto puede llevar a problemas de peso.

durante dos décadas expresaba la idea de que perder peso embellece; todos los artículos en veinte años..., pero que perder peso beneficia la salud no se mencionaba.

CONSEGUIR EL TIPO

El tipo que idealiza la televisión, así como el resto de nuestro entorno, es el cuerpo delgado que lleva a la fama y al poder que los demás desean y admiran. Es una delgadez muy especial.

No sé si alguna vez habéis visto en las revistas de moda lo delgados que son los modelos. Se les marcan los huesos. Su piel parece de papel. Claro que los estilistas remarcan más estas características con maquillaje gris y tonos que acentúan las curvas. El problema es que nos hacen creer que eso es saludable.

Los anuncios televisivos dicen que la delgadez lleva al éxito

He aquí un dato estadístico: las supermodelos que supuestamente deberían ser vuestro ideal de belleza son más delgadas que el 98% de la población femenina del mundo occidental. De hecho, mientras una modelo mide 1,80 m y pesa 53,1 kg, la media del resto de mujeres es de 1,62 m y 63,5 kg. Hay una notoria discrepancia. Un tipo es fingido, el otro es el real. Pero uno ve más el tipo ilusorio que el de verdad, por lo que cuesta recordar cuál es el real. Quizá uno no lo intente dilucidar. El mensaje de la sociedad es claro: hay que estar delgado.

ACTUAR SOBRE EL MENSAJE

Quizá quien lea este apartado tenga sobrepeso y quiera adelgazar. Para eso, habrá decidido seguir una dieta. Pero ¿cuál? Creedme, no importa. Ninguna dieta que escojáis funcionará.

Primero perderéis peso. Cualquier dieta rígida os hará reducir la cantidad de calorías diarias y eso os hará adelgazar. Pero esos kilos que se pierden inexorablemente se vuelven a ganar. ¿Cómo lo sé? He visto a miles de pacientes que vienen a mi consulta hartos de perder y ganar peso: hacen una dieta, recuperan los kilos, vuelven a la dieta, los vuelven a ganar, y así sucesivamente. Quieren perder esa dinámica y encontrar una nueva manera de comer que les haga adelgazar y mantenerse en forma.

Se ha estimado que el 95% de quienes siguen dietas recuperan los kilos perdidos y aún más tras cinco años de intentonas. Y los estudios también muestran que cada vez que uno vuelve a intentar adelgazar le cuesta más perder peso. Y cada vez es más difícil. ¿Por qué? La madre naturaleza almacena las reservas de grasa como previsión para épocas de escasez. Cuando empezáis una dieta, vuestro cuerpo reacciona reduciendo el gasto metabólico. No sólo quiere mantener el peso que tenéis, sino que intenta aumentarlo.

Además, las dietas restrictivas pueden hacer que uno tenga déficits de ciertos nutrientes, lo que conlleva problemas de salud que pueden tener efectos a largo plazo. También podéis reducir las dosis de zinc en el cuerpo y, entonces, no atender a las llamadas de hambre del organismo; esto puede provocar efectos negativos a largo plazo.

A estas alturas, quizá prefiráis que me ocupe de mis asuntos. Pero eso es exactamente lo que hago. Al fin y al cabo, soy médico. Vuestra salud, especialmente si queréis perder peso, es mi trabajo. Y ya sé qué vais a decir ahora:

«Que todo el mundo hace dieta». Reconozco que los regímenes de adelgazamiento son un pasatiempo del mundo occidental, pero eso no implica que convengan. Y las consecuencias negativas en la salud son más importantes que las reducciones de peso efímeras.

CÓMO PERDER PESO DE VERDAD

¿Queréis adelgazar? Hay una manera mala y una buena de perder peso. Comer de forma inapropiada es la mala y puede tener efectos de por vida. ¿Por qué? Por dos razones: una, comiendo mal se desequilibran las dosis de nutrientes necesarias; y, dos, al seguir una dieta restrictiva os priváis de ciertos alimentos y limitáis la ingesta de otros, pudiendo condenaros al aumento de peso.

¿Por qué es esencial comer la cantidad de los distintos nutrientes de forma equilibrada? Seguro que ya sabéis por qué: los nutrientes hacen funcionar al cuerpo. Las proteínas son el nutriente estructural, y se usan para fabricar y reparar las células. Los carbohidratos son la fuente principal de energía. Las grasas son el combustible para actividades como crecer, desarrollar el metabolismo y producir las hormonas sexuales.

Hay una manera mala y una buena de perder peso

Los minerales son fundamentales para los huesos y los dientes. Las vitaminas combaten las enfermedades. Necesitamos de todo.

Para los jóvenes, estos nutrientes son especialmente importantes. Sin ellos, no les permiten a sus cuerpos crecer en un mo-

LAS NECESIDADES DE CALCIO Y HIERRO

Cualquier padre de un adolescente estará familiarizado con el estirón. Ocurre entre los 12 y los 18 años. Casi siempre es estrepitoso y es un verdadero fenómeno psicológico. De hecho, se estima que el 45% del crecimiento del esqueleto se lleva a cabo durante el estirón. Para agrandar músculos y huesos, el cuerpo necesita el doble de calcio y de hierro que en otras etapas vitales.

Por tanto, a los adolescentes les hace falta ingerir cuantiosas cantidades de estos dos nutrientes. La necesidad de calcio es evidente: es el nutriente esencial para el crecimiento del esqueleto. Y el hierro les hace falta a los varones para el desarrollo de la masa muscular, un proceso que requiere un gran volumen de sangre. Y las chicas también necesitan hierro porque aparece la menstruación y deben reponer el hierro que pierden mensualmente.

Al hablar de hierro en la comida, la gente suele pensar en un jugoso filete o una hamburguesa. Y, al hablar de calcio, en leche o queso. Pero estos alimentos no son los más recomendados para el aporte de calcio y hierro. Estos alimentos tienen muchas calorías. Lo ideal es que los adolescentes absorban estos nutrientes de productos como la soja y las verduras verdes.

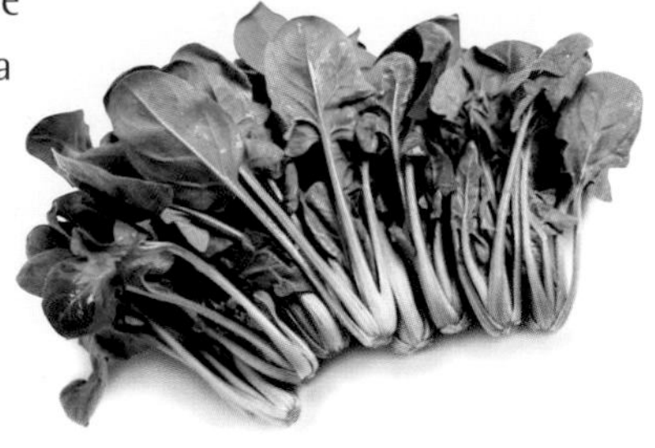

mento tan particular del desarrollo físico, sexual y mental. Es un período de crecimiento de los huesos y los músculos y los órganos sexuales están madurando. Una comida desequilibrada puede perjudicar el desarrollo. De hecho, pueden perjudicar cualquier otro proceso del cuerpo, ya sea físico o mental. ¿Cómo? Se pierde fuerza en los músculos, se reduce la vitalidad y se oxigena menos el cuerpo. Puede provocarse una deshidratación y un desequilibrio de electrolitos, e incluso puede perderse la coordinación.

La respuesta mental puede ser más lenta. Cuesta más concentrarse. Y mientras hay gente que come en exceso para paliar la depresión o la ansiedad, las dietas inapropiadas pueden provocar sentimientos similares.

Eliminar algún nutriente de la dieta es una necedad y un peligro

MANTENER UNA DIETA EQUILIBRADA

En muchos casos, el efecto de una dieta inadecuada puede ser permanente. En las chicas es más frecuente, sobre todo si se reduce el porcentaje de grasa corporal drásticamente, porque puede desequilibrar los niveles de hormonas. Así, podría atrasarse o incluso eliminarse la menstruación y provocar incluso cierta infertilidad.

Ahora ya sabéis por qué los nutricionistas recomiendan una dieta equilibrada. Obviamente, reducir o eliminar alguno de esos nutrientes, con dietas con exceso de proteínas o pocos carbohidratos, es una necedad y un peligro. Una dieta equilibrada es una dieta variada. Aporta todos los nutrientes que el cuerpo necesita y éste los reparte cada vez que se necesitan. Por ejemplo, un adolescente los necesita para el desarrollo y la maduración.

La otra manera de perder peso mediante dietas inapropiadas consiste en restringir ciertos alimentos o limitar las cantidades. Puede ser peligroso por lo siguiente: los estudios muestran que, si no se tienen en cuenta las necesidades de nutrientes individuales, es decir, comer lo que a uno le gusta cuando uno quiere y la cantidad deseada, se puede perjudicar el mecanismo de regulación del peso corporal y enfermar. Se enlentece el metabolismo y el organismo responde reduciendo o finalizando funciones para ahorrar energía. Esto puede afectar a la mente y provocar desórdenes alimentarios, obsesiones con la comida y casi siempre aumento de peso.

De hecho, cuando uno se priva de comida, está dando un mensaje al metabolismo.

El mensaje que le dais al cuerpo es «Te voy a hacer ganar peso». ¿Por qué? Porque estáis desafiando el hambre natural de vuestro cuerpo, desequilibrando el mecanismo de regulación de peso y, en parte, desequilibrando la

IMAGEN Y DAÑO CORPORAL

Un estudio realizado con 2.000 chicas, para la revista *Bliss*, encontró que 6 de cada 10 serían más felices si perdieran peso. El 19% de las chicas tenían sobrepeso y el 67% de ellas creía necesitar perder peso. De este último grupo, el 46% quería perder 6,4 kg. La editora Helen Johnson dice que es trágico que tantas chicas quieran adelgazar. La obsesión por la imagen corporal de las chicas ha aumentado año tras año desde los años sesenta. «Ahora tiene proporciones de epidemia y perjudica a las chicas más jóvenes —afirma—. Muchas chicas entre los 13 y 14 años hacen dieta constantemente en una etapa en la que sus cuerpos aún se están desarrollando».

balanza corporal. El cuerpo luchará, provocando desórdenes y posible aumento de peso.

Al no responder a las necesidades de alimento, se puede enfermar

COMER Y PERDER PESO

El único modo de perder peso y mantenerse en forma es tomar menos calorías de las que se utilizan al día. ¿Cómo se hace a la vez que se consumen todos los nutrientes que se necesitan y sin privarse de comida? Cuando el cuerpo pida comida, hay que comer sano y bajo en calorías.

Imagino que decís. «Vale, pero, ¿qué pasa si mi cerebro me pide un helado lujurioso de chocolate de medio kilo?». *Adelgaza en 30 días* enseña que hay alternativas a ese helado. Hay opciones más bajas en calorías que son apetitosas y están fotografiadas en este libro. Por la misma cantidad de calorías que ese helado, podéis comer 45 polos de chocolate con leche que tienen el mismo sabor y una cremosidad similar. O podéis tomar un litro de sorbete.

Claro que probablemente no alcancéis a comeros 45 polos. La idea es comer 2, incluso 3. Y quizá sólo probéis un poco de sorbete. De todos modos, al optar por alimentos que engorden menos, estaréis ingiriendo menos calorías. ¿El resultado? Que os adelgazaréis y mantendréis el tipo comiendo alimentos que disfrutáis. Visualizadlo: podéis perder peso comiendo lo que os guste, cuando os apetezca y hasta quedar satisfechos. Es la manera correcta de perder peso. Es el alma de *Adelgaza en 30 días con la dieta visual.*

Así de simple. Comparad las comidas de la página siguiente.

VELOCIDAD INSANA

Las anfetaminas (también llamadas anfetas, *speed*, pastis, rulas, etc.), muy populares durante la adolescencia, sobre todo por la reducción del apetito, estimulan el sistema nervioso central.

Tradicionalmente, en los años treinta, se empleaban para casos de hipotermia, gripe y fiebre alta, pero no es así en la actualidad. Bajo prescripción médica, se usan para tratar la depresión, la obesidad y otros desequilibrios. Para situaciones de ocio, se utilizan con el fin de no quedarse dormido y mejorar el rendimiento físico. El consumo puede volverse compulsivo y adictivo. Con el tiempo, puede derivar en trastornos mentales y enfermedades físicas.

El abuso de anfetaminas para adelgazar puede conllevar malnutrición y pérdidas insalubres de peso. La solución puede ser difícil y, además, su consumo es ilegal.

UN TENTEMPIÉ CON FRUTA

Cuando los adolescentes tienen ganas de picar algo, suelen recurrir a los tentempiés. ¿Por qué no? No hace falta cocinar, sólo hay que abrir un paquete de algo y ¡suelen ser deliciosos! Pero algunas opciones son hipercalóricas. Los cacahuetes, por ejemplo. Si se cambian por palomitas y uvas, se comerá más y durante más tiempo. Y, de paso, se consume fruta.

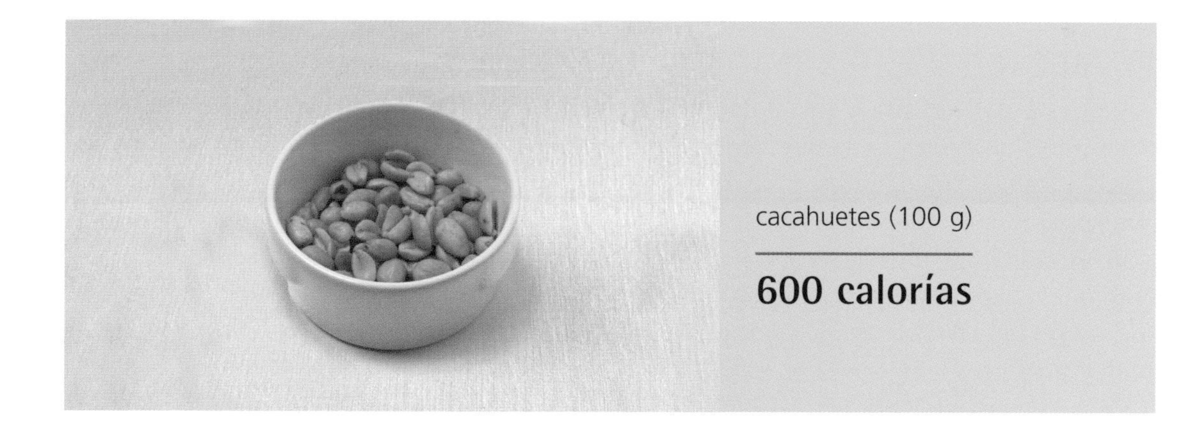

VS

palomitas (40 g)
230 calorías +

uvas (230 g)
140 calorías

370 calorías

A PARTIR DE LA MADUREZ

Bienvenido a la madurez. Si se encuentra entre los 30 y los 55 años, probablemente se levante una mañana y se note un poco más gordo. O incluso muy gordo.

Apuesto a que le disgusta. Un día, la ropa de repente no le sienta bien. O no se reconoce al mirarse en el espejo. O ya no tiene la misma elasticidad al moverse. De repente, se siente incómodo con su propio cuerpo. Tiempo atrás podía comer lo que le apeteciese sin engordar. Pero ya no es así.

EL METABOLISMO LENTO

Aunque cada individuo es diferente, la madurez es una etapa en la que tienen lugar pocos cambios psicológicos y se tiende a aumentar un poco de peso.

El metabolismo se ralentiza y, por tanto, consume menos calorías que antes. De modo que es fácil ganar peso, pero difícil perderlo. No es justo, pero tampoco es su culpa.

En cuanto al estilo de vida, si usted tiene un trabajo o una profesión, éstos seguramente serán los años álgidos. Esto suele ir acompañado de estrés. Y el estrés suele ser una buena excusa para tener malos hábitos al comer. Quizá usted no para quieto, debe viajar con frecuencia, come cuando puede, no tiene tiempo para el ejercicio físico ni posibilidades de ir a un lugar para practicarlo. Tal vez usted coma en la mesa del despacho mientras contesta el teléfono que nunca para de sonar, intentando que los demás estén contentos con su trabajo. Esto puede hacerle sentirse agotado e insatisfecho. Incluso puede que sienta rencor. O quizá cene con clientes, por cortesía, combinando una comida opípara con la necesidad de cerrar una operación.

> **En la madurez se suele aumentar de peso**

Las relaciones laborales pueden ser estresantes. El trabajo separado de la vida conyugal posiblemente deje poco espacio para la intimidad y el romance. Es un tiempo vital vulnerable en el que pueden establecerse malos hábitos de comida, como alimentarse siempre con estrés, comiendo lo que es más rápido y fácil de hacer.

LA AMENAZA DE LA ENFERMEDAD

Ha estado comiendo alimentos poco sanos durante un tiempo, pero nunca le ha prestado mucha atención al asunto. Un día oye la sirena o ve la señal de una ambulancia y se sorprende de que vayan a buscar al muchacho que vive en su misma calle o a la mujer del piso de arriba. Se trata de alguien de su misma edad. Empieza a tener en cuenta la posibilidad de que usted también podría enfermar. De

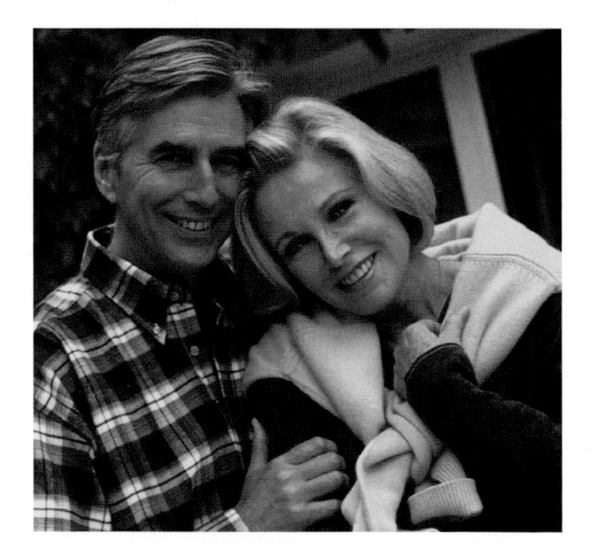

La madurez
No es el momento de dejar la dieta o el ejercicio físico, sino de cuidarse.

repente, la hipertensión, la diabetes, los problemas de corazón, la osteoporosis y el cáncer, es decir, esas enfermedades degenerativas no parecen estar muy lejos.

¿Cómo puede reducir el riesgo a padecer enfermedades? Los estudios publicados en los periódicos le indican que lo que usted coma puede ayudar a desarrollar trastornos y desequilibrios. Dejan claro que una dieta basada en buenas cantidades de fruta, verduras y proteínas, sobre todo absorbidas de legumbres, pescado y soja en vez de carne, es la opción ideal para reducir el riesgo de enfermedades degenerativas. Una dieta así es la clave de *Adelgaza en 30 días*.

Por supuesto, el riesgo es individual. El problema del peso afecta de manera distinta en las diferentes etapas vitales y a las poblaciones de diferentes países. A algunas personas de mediana edad, aumentar de peso les puede conllevar serios problemas de salud. Este programa ofrece salud, sensibilidad y satisfacción para cualquier circunstancia de un individuo.

PERDER PESO Y NO RECUPERARLO EN LA MADUREZ

Sea cual sea el modo en que le afecta esta etapa vital —se encuentre en una crisis o no—, comer en respuesta a los problemas favorece el aumento de peso precisamente en un período en el que cuesta mucho perder los kilos de más. Una lección que todo el mundo debería aprender en la madurez es que las acciones tienen consecuencias. En esta época, comer inconscientemente y no hacer el ejercicio necesario tiene consecuencias difíciles de enmendar. El peso de más no se pierde tan fácilmente como antes.

Suele haber un problema psicológico cuando se come mal por las preocupaciones. Pero las consecuencias del mal comer suelen incrementar la depresión. Puede tener motivos laborales que le induzcan a comer, pero el trabajo puede realizarse alimentándose mejor, comiendo una dieta baja en calorías. Y sobre la insistencia de que no hay tiempo para el ejercicio, le doy una simple respuesta: encuéntrelo. Consiga el tiempo. Haga del ejercicio un tiempo integral de su vida. En el capítulo 3 de este libro, propongo un programa de ejercicio físico. Pero ningún programa es suficiente en una sociedad en la que se puede hacer de todo sin moverse de la silla. Sin embargo, debería aprender a incorporar el ejercicio en su vida, usando las escaleras en vez del ascensor, yendo en bicicleta al trabajo en vez de en coche, dando un paseo a la hora de comer o barriendo. Es recomendable realizar media hora diaria de ejercicio moderado. Aunque, si no tiene ese tiempo, ¿por qué no vuelve al trabajo al mediodía caminando al menos 10 minutos, sube un par de plantas andando en el edificio de su oficina y vuelve a caminar unos 10 minutos al regresar a casa?

El peso de más no se pierde tan fácilmente como antes

COMBATIR LA DIABETES CON FIBRA

Las evidencias más recientes indican que comer 50 g de fibra al día –en el Reino Unido recomiendan 18 g– puede reducir los niveles de azúcar en la sangre en personas con diabetes. Disminuir los niveles de azúcar puede evitar o prevenir las complicaciones de ceguera, los posibles amputaciones y problemas cardíacos.

QUEMAR CALORÍAS

Nuestro programa tiene más éxito si se ha integrado el ejercicio físico a la vida. Es evidente, porque el ejercicio quema calorías. Pero hay más: el peso que se pierde con ejercicio no suele recuperarse tan fácilmente como al dejar de comer. Por tanto, el ejercicio no es sólo fundamental para seguir este programa, sino para el resto de su vida.

La madurez es crucial. Hay peso en la mente y puede haberlo en el cuerpo. Pero, si durante esta etapa aprovecha para comer y hacer los ejercicios conscientemente de este libro, ahuyentará a esos kilos de más y estará en forma para siempre. Y recuerde, ésta es sólo la etapa de la madurez, y los hábitos que establezca le servirán cuando sea mayor.

NUTRIENTES PARA LA TERCERA EDAD

Si bien los nutrientes son importantes en todo período vital de toda persona, para la tercera edad es especialmente adecuada una dieta rica en fruta y verdura con poca carne.

Tanto el hombre como la mujer de edad avanzada deberían pensárselo dos veces antes de tomarse un tazón de leche o devorar un queso. Estudios recientes han demostrado que dos sustancias que suelen encontrarse en los lácteos, estrógeno e IGF-1, un factor del crecimiento, favorecen el desarrollo de células cancerígenas. Por ejemplo, los hombres con niveles altos de IGF-1 eran más propensos a desarrollar cáncer de próstata que los hombres con niveles bajos de este factor. Entonces, ¿cómo consumir el calcio necesario sin productos lácteos? Pues con soja, verduras verdes, nueces, legumbres y cereales enriquecidos. Todo esto les dará el calcio necesario de forma más eficaz y saludable que los lácteos. Además, consumirán menos calorías.

Los buenos hábitos ayudan a afrontar mejor las nuevas etapas

Los productos de soja, en cualquier caso, pueden disminuir el riesgo de un hombre de sufrir cáncer de próstata e incluso aminorar el desarrollo de la enfermedad en quien ya la padezca. Asimismo, las verduras verdes son una gran fuente de nutrientes importantes en esta etapa de la vida. Legumbres, cítricos,

LOS MICHELINES EN LAS MUJERES

El peso que se gana y se almacena en la barriga es un asunto importante para las mujeres de mediana edad. Los «michelines» pueden ser peligrosos. ¿Por qué? Los médicos creen que la grasa que se acumula en la zona abdominal contribuye al aumento de la presión sanguínea y del colesterol.

¿Qué causa esa protuberancia? Un factor es la reducción de algunas hormonas, como el estrógeno, durante la menopausia. Otro es el aumento de una hormona del estrés, el cortisol, que aumenta el apetito y envía las calorías de más a la barriga, precisamente donde no se quieren almacenar.

Investigadores suecos han confirmado esta teoría viendo que una población de monas estresadas, con mayor nivel de cortisol, tenían sobrepeso y obesidad abdominal pronunciada.

MENOPAUSIA Y AUMENTO DE PESO

Muchas mujeres empiezan a ganar peso durante la menopausia, lo cual es otra razón por la que la dieta y el ejercicio son importantes. Gran parte de este sobrepeso se debe al enlentecimiento del metabolismo. Estos datos son ilustrativos:

◆ **Peso corporal**: el 90% de las mujeres menopáusicas gana un promedio de 5,4 kg.

◆ **Metabolismo**: en una mujer menopáusica el metabolismo suele enlentecerse entre un 10 y un 15%. (Si usted de media toma 1.800 calorías al día, enlentecer el metabolismo puede significar un aumento de peso aunque reduzca las calorías diarias a 1.620.)

◆ **Porcentaje de grasa corporal**: debe aumentar de un 1 a un 4%.

◆ **Grasa corporal extra**: el aumento de los niveles hormonales en la menopausia suele aumentar la proporción de cintura y cadera de una mujer de un 0,75 a un 0,95. (Para calcular la proporción de cintura y cadera, divida la medida de su cintura en centímetros por la de su cadera en centímetros.)

tomates, almendras, pan integral, plátanos y melones, así como espinacas, lechuga, brécol y otras verduras verdes contienen una vitamina B, el ácido fólico. Éste es necesario para regular el nivel de homocisteína. ¿Qué es y por qué debe ser regulada? Es un aminoácido producido por el organismo. Los estudios muestran que niveles elevados de esta sustancia en la sangre aumentan el riesgo de enfermedades cardíacas, apoplejías y coagulación sanguínea.

Así como la gente se preocupa por el colesterol, debería preocuparse por la homocisteína. Para los expertos, esta sustancia que deposita grasa en las paredes arteriales es más peligrosa que el colesterol.

EL ÁCIDO FÓLICO

El ácido fólico reduce los niveles de homocisteína. La cantidad de ácido fólico recomendada para la regulación de la homocisteína es 400 mg al día. En general, casi todos los suplementos vitamínicos contienen 200 mg, así que yo recomiendo a todo el mundo tomar un suplemento vitamínico al día.

Pero, aunque usted tome o no el suplemento, la mejor manera de absorber el ácido fólico es comiendo, sobre todo verduras verdes y alubias. Por ejemplo, 230 g de espinacas cocidas contienen 265 mg de ácido fólico. Y 230 g de alubias blancas cocidas contienen 250 mg. En el Reino Unido, Australia y Nueva Zelanda, la cantidad recomendada para hombres y mujeres es de 200 mg, así que un puñado de verdura ya ofrece esa cantidad.

La mejor opción es reducir el consumo de carne, sustituyéndolo por el de soja y legumbres, y comer la cantidad de fruta y verdura que sea posible; da igual que sea cocida, salteada, cruda, en caldo...

De hecho, los principios básicos de este libro son muy adecuados para la gente mayor. Coma fruta, verdura y legumbres. También

Recomiendo a todo el mundo tomar un suplemento vitamínico al día

pescado y productos de soja, que son ricos en proteínas y tienen como objetivo mantener un equilibrio de calorías, grasas saturadas y hormonas en el cuerpo. Este programa va muy bien para esta etapa de la vida, en la que se necesitan muchos nutrientes y energía sin aumentar de peso.

Por supuesto que la gente mayor debería consultar con sus médicos las restricciones de comida individuales, pero estos consejos son buenos en general para cualquier edad.

EJERCICIO PARA LA TERCERA EDAD

Al tiempo que los mayores toman nutrientes bajos en calorías, es también extremadamente importante que hagan ejercicio. El ejercicio regular ayuda a prevenir los trastornos y las enfermedades, por ejemplo, las cardíacas, la diabetes y algunos tipos de cáncer. Las preguntas son obvias: ¿qué tipo de ejercicio se debería hacer y cuánto? Consulte con su médico antes de comenzar una rutina. Pero, cuando ya tenga el visto bueno, es conveniente que la siga. Mejor si es a diario. Al menos 30 minutos de una actividad física sostenida y moderada, el tipo de actividad que le haga respirar profundamente. El esfuerzo aeróbico continuado está pensado para desarrollar su resistencia. Si usted no puede aguantar 30 minutos seguidos, intente 3 sesiones de ejercicio de 10 minutos cada uno. Asegúrese de hacer finalmente 30 minutos al día. Y que estas sesiones de 10 minutos sean activas. ¿Cuánto de activas? He aquí una fórmula útil: si usted puede hablar sin problemas, el ejercicio es demasiado fácil. Si no puede hablar en absoluto, el ejercicio es válido. Mientras camina a buen paso con un amigo, usted podrá mantener una conversación pero estará resoplando más que hablando.

Aprenda un deporte que siempre le haya gustado

Caminar es una de las mejores opciones; es bueno para el corazón, los músculos de las piernas y la imagen corporal. Además, es una actividad que se puede realizar en cualquier parte y sin coste.

Pero caminar no es la única actividad recomendable para la gente mayor. La bicicleta también es excelente, así como bailar o practicar algún deporte que siempre le haya gustado, o aprender uno nuevo, con el reto que ello representa.

Nadar y jugar al tenis o al bádminton lo mantendrán en forma.

MANTENER LA MASA MUSCULAR

Además de la resistencia, necesitará ejercicios para los músculos. El proceso de envejecimiento conlleva la pérdida de masa muscular. Por consiguiente, también de fuerza física. Pero la causa principal de la pérdida de la masa muscular con los años es que la mayoría de la gente de edad avanzada deja de realizar ejercicio que requiera hacer fuerza.

¿Qué solución hay? No interrumpa la actividad física. De hecho, intente tomárselo de otra manera. Realice las tareas de la casa,

FITOQUÍMICOS CONTRA EL CÁNCER

Rojo, amarillo, naranja... Los colores de la fruta y las verduras no son simplemente bonitos, también son beneficiosos para los pulmones. Las frutas y verduras amarillas y naranjas tienen alfa y betacaroteno, que ayudan a reducir el riesgo de cáncer pulmonar. El color rojo contiene licopeno, que está en los tomates y favorece a los fumadores; ésta es una muy buena razón para incorporar el tomate a las pastas, ensaladas y la pizza.

Usted no logrará los mismos resultados tomando píldoras o suplementos. Lo mejor es cuando los productos fitoquímicos se combinan en las comidas. Aún más: combaten el cáncer y las enfermedades cardíacas.

SAL: ¿CUÁL ES LA HISTORIA?

En cuanto a la pérdida de peso, la sal, que no contiene calorías, resulta insignificante. Puede que la sal en su dieta influya en la cantidad de líquido en su cuerpo, pero no tendrá repercusión en el aumento o la pérdida de peso.

Si su médico le ha restringido la ingesta de sal, posiblemente sea por la presión sanguínea o hipertensión. En este caso, todavía hay muchas alternativas para dar sabor a las comidas, por ejemplo, diferentes tipos de jugos de tomates en latas para hacer salsas y otros productos para combinar lo agrio y lo dulce.

Además, tal como evidencian las estanterías del supermercado, se encuentran muchas clases de sopas y salsas bajas en sodio que enriquecen su sabor mediante zumos de limón, hierbas, especias, vinagres, rábano picante o vino.

He aquí algo importante: si le han aconsejado limitar su consumo de sal debido a la alta presión sanguínea y está excedido en peso, éste es sin duda el mejor programa que puede seguir.

Si come los productos que aparecen en la fotografía de la pirámide de alimentos para perder peso (véase la página 57) y realiza una rutina diaria de ejercicios, pronto reducirá de peso y, además, bajará la presión de la sangre.

limpie el coche y quite las hojas de los árboles o plantas.

Comience un programa de resistencia más o menos formal centrado en ejercicios de mantenimiento de bajo impacto, ya que la densidad de los huesos es un factor relevante una vez que se han dejado de producir estrógenos. Este tipo de ejercicios incluye levantar pesos livianos. Los beneficios lo justifican: piernas fuertes y músculos en las caderas que le harán evitar posibles caídas. Y la musculatura fuerte favorece la fuerza en los huesos.

El proceso de envejecimiento conlleva la pérdida de masa muscular

El equilibrio también mejora con estos ejercicios y más aún si incorpora el tai chi y el yoga. El tai chi se basa en la filosofía taoísta china con principios de flexibilidad, suavidad, lentitud y equilibrio. Es agradable, de movimientos lentos y ventajoso para el equilibrio. No requiere de una aptitud exagerada ni una gran profesionalidad.

El yoga, otra forma antigua de ejercicios posturales, originario de la India, favorece el aspecto físico y le enseña a relajarse. Puede ser particularmente útil para gente con artritis y estrés, mejora el tono muscular, da fuerza y vitalidad y favorece la circulación.

El yoga hace que la gente sea muy flexible y fuerte independientemente de la edad. De hecho, cubre todo tipo de necesidades que los mayores pueden necesitar. La proporción de elasticidad que los ejercicios de estiramiento provoca es importante para mantener activas las articulaciones del cuerpo y como si estuviesen «bien aceitadas». Un consejo: continúe moviéndose. De una manera o de otra, trate de superarse a diario. Recuerde, si lo sigue haciendo, usted podrá seguir haciéndolo. Así ganará la mitad de la batalla al sobrepeso y se sentirá joven.

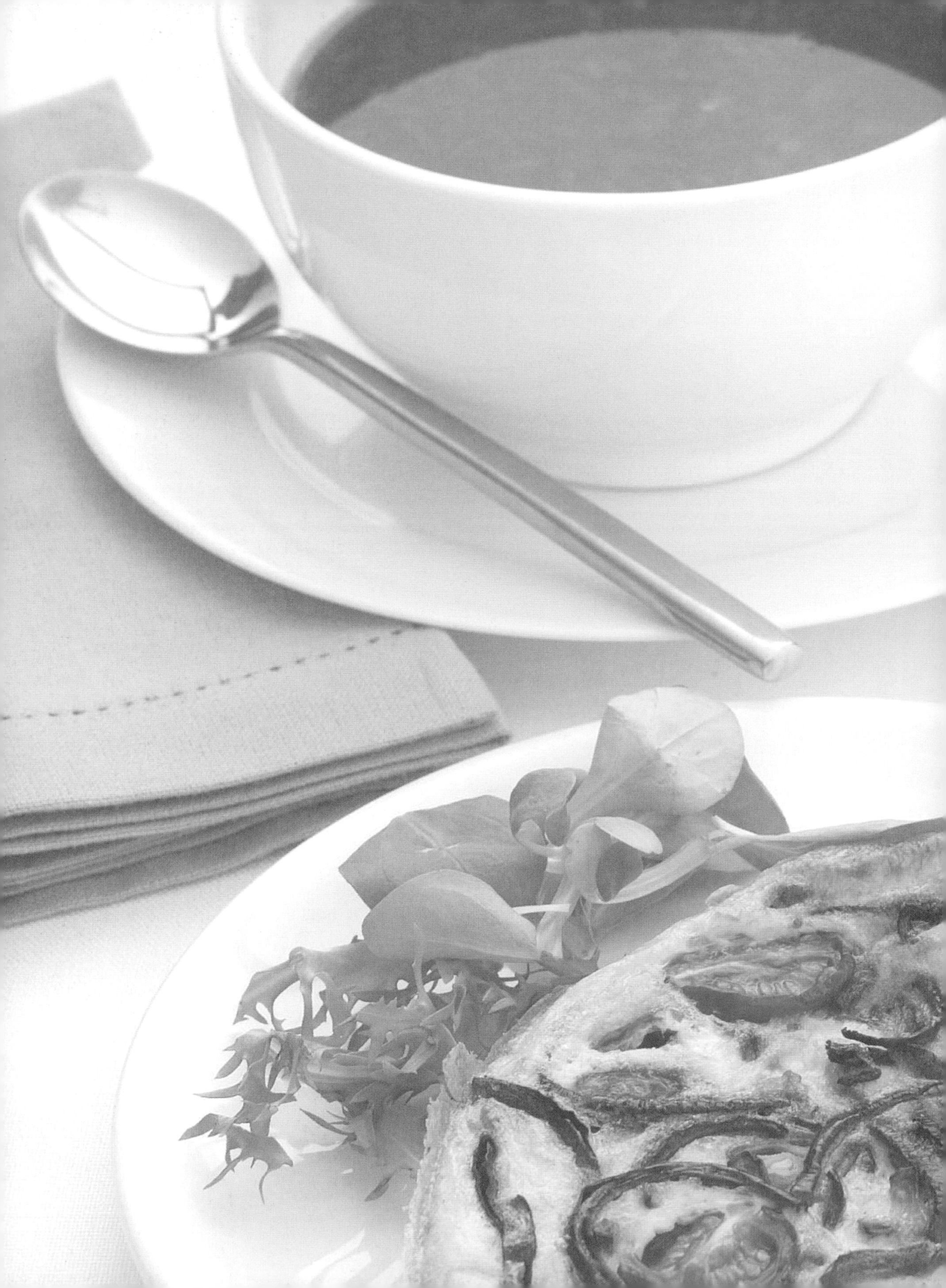

PROGRAMA: ADELGAZA EN 30 DÍAS CON LA DIETA VISUAL

CAPÍTULO 3: 1er DÍA: HACER LA COMPRA

1er DÍA EN SU AGENDA

Al final del 1er día usted habrá:

◆ Aprendido a leer las etiquetas de los envases.
◆ Entendido cómo se distribuye todo en un supermercado.
◆ Cambiado los alimentos de su nevera, congelador y despensa.
◆ Dado el primer paso para seguir con voluntad las fases de *Adelgaza en 30 días*.

Hoy es el primer día que va a cambiar su relación con la comida, la manera en que finalmente perderá el peso no deseado y no lo recuperará. Pero, ¿cómo hará para cambiar sus hábitos con la comida? La respuesta es simple: comience en el supermercado, mercado, colmado o allí donde usted haga la compra.

Después de todo, elegir la comida que va a comprar es el primer paso necesario para comer. Para cambiar los hábitos de comida, lo primero que debe cambiar son sus opciones de compra. Piense en el supermercado como su primera posibilidad de elegir los alimentos bajos en calorías que se citan en el libro. Cada compra en el supermercado es una ocasión para asumir que ha tomado el control y que la pérdida de peso es una elección de por vida.

La reducción de calorías es la clave para la pérdida de peso

Este capítulo le ofrece guías para comprar mejor. Le presentaré mi lista para cualquier ocasión (véase página 51). Elabore una lista personal de compra y usted estará en el camino correcto para perder peso de forma perfecta de por vida.

ENTRENAMIENTO PARA CONCIENCIARSE CON LA COMIDA: UN REPASO

Primero, repasemos los principios del entrenamiento que ya hemos visto en el capítulo 1.

Principio 1: la reducción de calorías es la clave para la pérdida de peso.

Se empieza a perder peso cuando se está a gusto eligiendo comidas bajas en calorías.

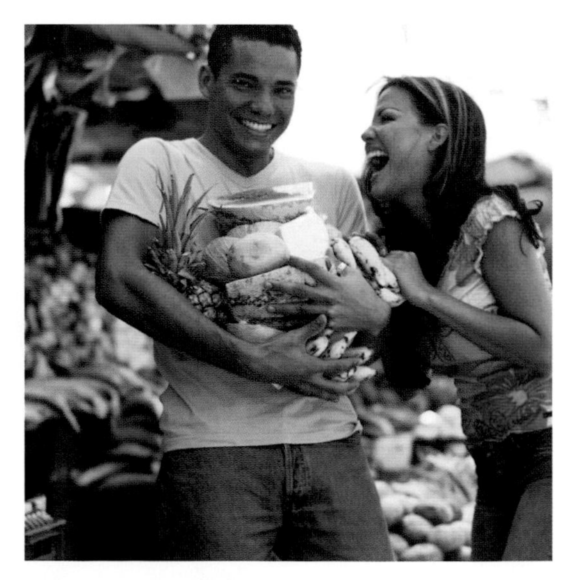

Bienestar y verduras
Nuestro programa hace que la compra resulte divertida y estimula a optar por diferentes alimentos.

Cuando haga la compra, tiene que hacer un esfuerzo conciente para buscar, encontrar y comprar las opciones más bajas en calorías.

Principio 2: el entrenamiento para concienciarse con la comida establece que optar no significa privarse. Por el contrario, si se priva, puede que finalmente ocurra que suba de peso en lugar de perderlo.

No hay comidas prohibidas en *Adelgaza en 30 días*

Es por ello que no hay comidas prohibidas en nuestro programa. Insisto en que la comida no es su enemigo. Tampoco hay raciones «correctas» o «incorrectas». Cuando quiera comer, hágalo hasta que haya acabado.

Esto no quiere decir que perderá peso sin hacer cambios en la elección de sus alimentos.

Por el contrario, nuestro programa le pide que deje de hacer lo que hacía y que haga algo diferente. Son cambios fundamentales. Sin embargo, con *Adelgaza en 30 días* usted tiene las herramientas para hacer los cambios sin condenarse a una dieta restrictiva, a la culpa e incluso al autocastigo que suele provocar un régimen basado en limitaciones.

Principio 3: usted puede seguir con éxito *Adelgaza en 30 días* mientras vive su vida. Insisto en esta idea. Dé una fiesta con abundante comida, cuando necesite un descanso de las tareas de casa vaya a la nevera, invite a sus clientes a comer fuera, viaje cinco días a la semana o haga lo que su estilo de vida o gustos le demanden. *Adelgaza en 30 días* le permitirá acomodarse a todo ello sin grandes sacrificios. A través del entrenamiento para concienciarse con la comida, usted podrá elegir las opciones de este libro que le permitan seguir con su vida.

Recuerde, usted no está haciendo dieta, sino que está cambiando sus hábitos y haciéndolos más saludables, comiendo alimentos bajos en calorías en cualquier situación en la que tenga que comer o en la que tenga que comprar comida.

Combine estos tres principios y tendrá la mejor guía para comprar y seguir el programa:

- Usted buscará los alimentos más bajos en calorías cuando vaya a comprar.
- Tendrá un gran abanico de posibilidades, incluso comidas que no haya probado nunca.
- Comprará comidas que le hagan disfrutar, con buen sabor y que mejoren su estilo de vida.

MÁS POR MENOS: MÁS COMIDA POR MENOS PESO

Cuando esté en el supermercado recuerde esto: no está dejando de lado la comida que le gusta, sino que está incluyendo en su vida otros alimentos que le acabarán gustando mucho más. Está buscando alternativas, no necesariamente reemplazos. Está intentando extender sus opciones. Usted va a perder peso y haciéndolo va a ganar en salud, en bienestar, en una mejor apariencia y en una manera de comer que le permitirá vivir mejor y disfrutar.

Para un amante del chocolate, por ejemplo, no hay ningún sustituto para su comida favorita. Sin embargo, puede encontrar nuevas maneras de comer chocolate reduciendo la proporción de calorías. Además, hay otras opciones de dulces. O quizá para un amante de la carne con patatas, por muy extraño que le parezca, realmente hay muchas opciones más bajas en calorías con el mismo buen sabor

SABER LEER LAS ETIQUETAS DE LOS ENVASES

Las etiquetas que se encuentran en los envases son una gran fuente de información. Son una guía para saber lo que uno está comiendo y las encontrará en casi todos los envases.

Pero, ¿qué puede hacer con esta información? Saber leer la información nutricional no es suficiente. Éste es el caso de las personas que siguen mi programa.

El entrenamiento para concienciarse con la comida no implica contar las calorías, pesar las raciones y pautar los nutrientes de cada plato.

No hay un número mágico de calorías que usted debería o no debería comer al día. Tampoco hay una proporción especial que le permitirá perder peso. Ni le diré una combinación certera de nutrientes que producirá los resultados deseados.

En realidad, esta información a veces es valiosa. Cuando lea la información nutricional de las etiquetas, usted podrá aprender rápidamente qué cantidades de ciertos nutrientes contienen las comidas, prestando especial atención a los «malos» como las grasas saturadas.

Para interpretar adecuadamente las etiquetas, usted tiene que leerlas adecuadamente. Comience por el tamaño de la ración; es la base del resto de factores de la etiqueta. Una vez leída esta información, tómese un tiempo para pensar lo que va a comer y compárelo con el tamaño de la ración descrito en la etiqueta.

En un frasco de olivas, la etiqueta debería indicar que tres olivas son la ración recomendada y, si usted toma seis, significa que está doblando las calorías, así como la cantidad de nutrientes.

La regulación de los gobiernos sobre qué información debe incluirse en las etiquetas varía de estado a estado. En algunos casos es obligatorio indicar el valor energético y la cantidad de proteínas, carbohidratos y grasas cada 100 g o 100 ml. En otros, la cantidad de grasas saturadas, de azúcar, de fibra y de sodio es también obligatoria. Si la etiqueta tiene un reclamo publicitario, por ejemplo que es bajo en calorías o rico en vitaminas o en minerales, las cantidades de estos nutrientes deberían detallarse en la etiqueta.

Las siguientes indicaciones se utilizan en el Reino Unido:

- Una comida baja en calorías debe contener 40 calorías o menos por ración recomendada. Un refresco bajo en calorías debe contener 10 calorías o menos por 100 ml.
- Una comida baja en grasas debe contener 3 g o menos de grasa por 100 g o 100 ml.
- Una comida que es baja en grasas saturadas debe contener 1,5 g o menos de este tipo de grasa por 100 g o 100 ml.
- Una comida baja en sodio debe contener 40 mg o menos de sodio por 100 g o 100 ml.
- Una comida con poco valor energético no debe contener más de tres cuartos del valor energético de una comida de ese tipo estándar.

Sin embargo, estas guías son sólo recomendaciones más que leyes en algunos países. La mejor opción es leer la etiqueta, compararla con la de otras comidas y decidir cuál es la mejor.

Comprender esta información de las etiquetas lo convierte en un comprador más informado y en un comensal más reflexivo. Estas razones son suficientes para que usted tenga en cuenta la información de las etiquetas a la hora de elegir en el supermercado.

que la carne con patatas que harán más que satisfacer su paladar. Pero usted aún no las ha encontrado.

Su salida diaria o semanal para comprar es su oportunidad de ser reflexivo y creativo para cambiar su relación con la comida. Los capítulos siguientes ampliarán su visión e imaginación con ideas y sugerencias de platos específicos para comer una vez por semana.

Asimismo, las demostraciones de comida que usted encontrará en este libro serán como una enciclopedia para decidir mejor, así como una herramienta de referencia a la que usted podrá recurrir una y otra vez. Pero son sus sabores, sus preferencias y su imaginación los que marcarán la diferencia. Como ya he dicho y volveré a decir, nuestro programa de perder peso está en sus manos. Si tiene esto en cuenta, ahora vaya a hacer la compra.

VER Y APRENDER

La elección comienza en la conciencia, y ésta empieza observando. En cualquier supermercado encontrará muchas tentaciones. Afortunadamente, hoy la comida ofrece una clave o herramienta para concienciarse: la etiqueta con la información nutricional. Una vez que sepa cómo leerla, se convertirá en una guía útil para elegir los alimentos más bajos en calorías. Una policía, Dorothy Jackson, recuerda que la primera vez que fue a comprar, teniendo en cuenta los principios del programa, invirtió 4 horas en leer cada palabra de cada etiqueta de cada comida que pensaba comprar. Entonces, eligió basándose en lo que leía. Su marido se cansó y se marchó a esperarla en el coche. Esto ocurrió hace 6 años, cuando Dorothy perdió 22,6 kg gracias a *Adelgaza en 30 días* y no los ha recuperado. Ahora ya no tiene que leer las etiquetas, ha logrado interiorizar los principios del programa hasta el punto que sabe exactamente lo que está haciendo: comprando alimentos bajos en calorías, saludables y nutritivos.

TRES CONSEJOS PARA COMPRAR

Ofrezco tres consejos para comprar utilizando los principios de *Adelgaza en 30 días*. Escoger, buscar variedad y sabores, picantes, aderezos, hierbas, salsas, condimentos de todo tipo y sopas. Todas éstas son herramientas poderosas del programa para perder peso.

1. EVITAR EL ABURRIMIENTO

¿Por qué la variedad es importante para perder peso? Porque el aburrimiento es el pilar de la privación. Y ésta, como ya sabemos, es muy perjudicial si se quiere perder peso y no recuperarlo.

¿Ha visto alguna vez una dieta que no sea aburrida? Las dietas de moda suelen hacer que la persona coma un solo tipo de alimento; por ejemplo, sólo uvas y sólo proteínas en el desayuno y la cena o sólo carbohidratos para la comida.

Otras dietas determinan un menú diario, semanal o incluso mensual. Ya no puede decidir el futuro en cuanto a la comida. No hay sorpresas. No hay espacio para las comidas que le puedan apetecer o para los antojos. El aburrimiento inhibe el apetito natural. Las dietas restrictivas suelen fallar precisamente por esta razón. De hecho, el aburrimiento no hace sólo que se abandone una dieta de moda o se salte un menú diario, sino que puede

Las moda suele hacer que se coma un solo tipo de alimento

hacer que se aumente de peso. ¿Por qué? Porque el aburrimiento al comer es odioso. Si usted está comiendo algo tedioso durante algunos días, unas semanas o más tiempo, después querrá algo delicioso como compensación. O bien se crea un argumento para caer en la trampa. La consecuencia, en cualquier caso, es que acabará comiendo un plato alto en calorías o comidas como recompensa por el trabajo de haberse comido toda esa comida insípida.

Entonces, ¿cómo se evita el aburrimiento? Nunca hubo un mejor momento para intentar nuevas comidas y ampliar los gustos que a través de *Adelgaza en 30 días*. Veámoslo. Muchos de nosotros tenemos un vocabulario de comida limitado. Sabemos lo que nos gusta e intentamos no desviarnos demasiado de lo que conocemos. La proteína significa carne o lácteos. Las ensaladas consisten en lechuga con tomate, patata, etc. Los postres son pastel de chocolate. Y punto.

Amplíe su horizonte culinario y será más abierto

Está bien, puede que usted sepa lo que le gusta, pero hay un vasto universo de comidas esperándole. Probablemente, incluye comidas que llegaría a disfrutar. Y puede haber algo que le gustará aún más que todo lo que conoce. Cada uno de mis pacientes, sin excepción, me ha contado cómo mi programa le abrió las puertas a nuevos sabores, desde los bomberos, quienes descubrieron su amor por las hamburguesas vegetales, hasta los curas que alguna vez pensaron que el pescado sólo eran barritas para freír. Hoy ya saben que existe el salmón, el atún, la langosta... Y los abogados, que «descubrieron» las legumbres a los 45 años, todo un mundo de sabores, texturas y nutrientes que pueden existir para usted si toma la decisión.

Pruebe algo que nunca haya probado. Si no

Frutas para satisfacerse
Ahora es posible comprar, incluso en el supermercado, una gran variedad de frutas de todo el mundo.

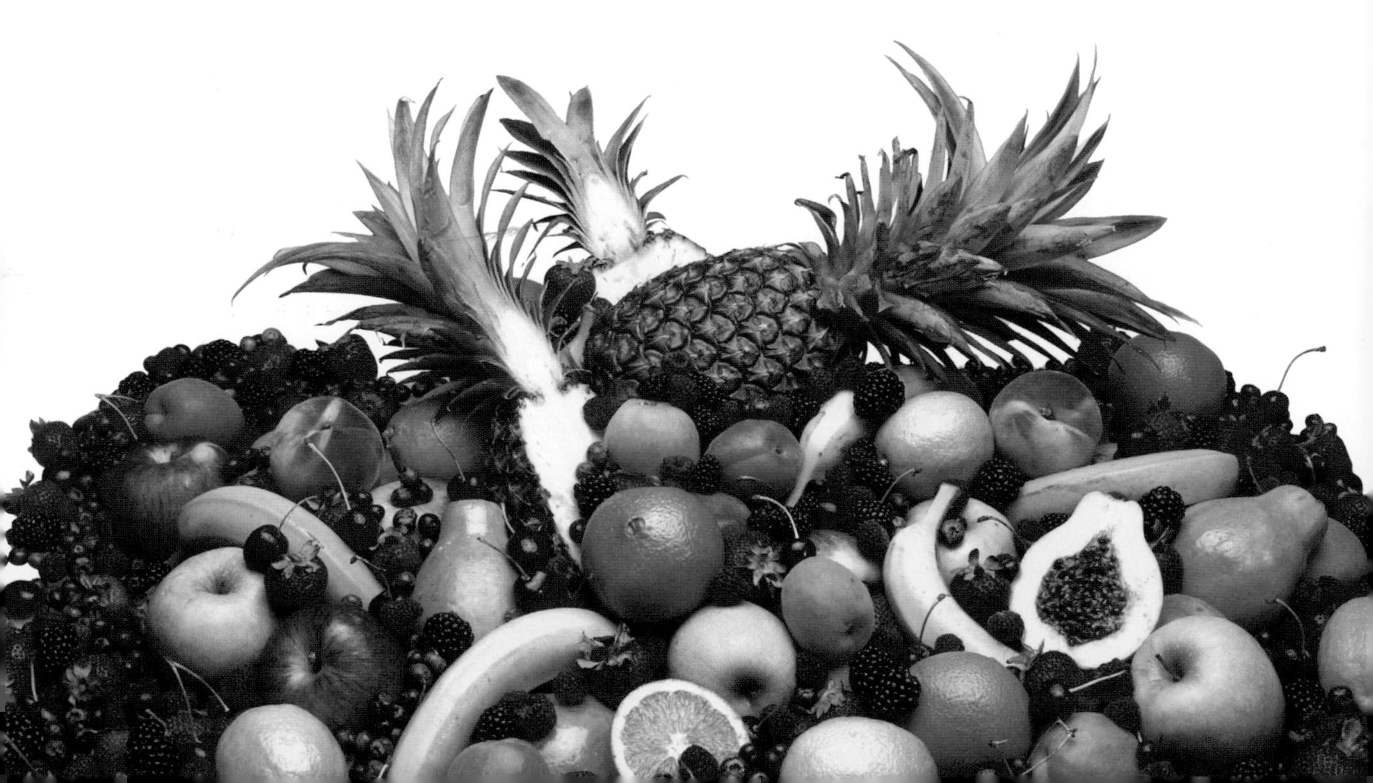

VERDURAS SIN DESCUBRIR: HACER NUEVOS AMIGOS

Imagínese en el supermercado. Las manzanas están en el lado izquierdo, al lado de las naranjas. En la derecha se encuentran el apio, los pepinos y las zanahorias. En el medio, como si no se decidieran a ser fruta o verdura, están los tomates. La próxima vez que esté en el supermercado intente fijarse con atención. Me atrevo a decir que entre las lechugas, los pimientos y los tomates hay verduras que nunca había visto. Como si se tratara de extraños, son amigos que hasta ahora no había conocido, y entre estos productos desconocidos puede que se encuentren sus nuevos favoritos, esperando a ser descubiertos:

◆ Las alcachofas son casi tan difíciles de comer como sugiere su apariencia. Algunos miembros de la familia de los girasoles son alcachofas procedentes de Sicilia. Elija alcachofas bien cerradas y, cuanto más grandes, mejor. La base tierna de sus pétalos y el corazón carnoso al que los pétalos se agarran son las partes comestibles. Usted puede hervirlas, calentarlas al vapor o cocinarlas en el microondas y servirlas en estofados, ensaladas o en cazuela.

◆ El bok choi o pak choi tiene un tallo blanco y crujiente y un gusto suave y tierno en sus hojas verdeoscuras. Se puede comer crudo, pero habitualmente está cocido. Se utiliza como ingrediente en las comidas fritas y las sopas orientales.

◆ Los brotes de soja son los más jóvenes y tiernos de su familia. Sólo deben utilizarse los brotes más frescos y blancos. Se pueden comer crudos, en ensaladas, o ligeramente cocidos en salteados para no perder ni el color ni sus cualidades. Pueden conservarse en la nevera hasta tres días.

◆ El berro es una verdura con una larga historia. Los soldados de Persia, de Grecia y de Roma lo consumían para prevenir el escorbuto durante las campañas militares. Crece en agua fría y corriente. Su sabor es un poco fuerte y recuerda ligeramente a la pimienta. Puede servirse cocido, en ensaladas o como acompañante en bocadillos.

le gusta, no lo vuelva a comer, pero al menos inténtelo. Así será más fácil perder peso y, además, se divertirá. Por ejemplo, aparte del pescado que ha comido desde pequeño, qué tal algunas variaciones como el salmón ahumado, las sardinas enlatadas, los arenques, la caballa ahumada, las ostras ahumadas o tal vez la trucha ahumada. Su mirada seguramente ha pasado por estos productos. Pruébelos. Si su idea de condimento no va más allá de un ketchup o de una mostaza, es hora de que cambie y pruebe una salsa caribeña, una salsa agridulce, salsa de menta, un sinfín de salsas barbacoas y marinados, así como salsas de pimienta, como tabasco o el jalapeño, entre otras. Hay mostazas que provienen de regiones específicas como Dijón, en las que varía un poco el sabor.

Algunas frutas que se encuentran en Occidente recientemente se han extendido. Ya no hablamos de peras y manzanas: ahora se pueden encontrar frutas de toda clase. Hay especies de frutas muy exóticas, como el mango, la papaya y el albaricoque, o tipos de melones de diferentes colores como el de piel de sapo, de la Galia, de Israel, de Francia, amarillo de Canarias, etc. También hay higos, kumquats o naranjas enanas, kiwis, nectarinas, uvas de varios colores, clementinas, granadas, bayas de distinto tipo, frutas tropicales como el pomelo y la anona. Pruebe todo esto. ¿Por qué no probar una nueva fruta cada semana durante las próximas semanas?

¿El objetivo fundamental? Amplíe su horizonte culinario y será más abierto. Hay un universo de comidas por descubrir. Usted apreciará nuestro plan aún más cuando experimente la riqueza de la comida del mundo en todos sus colores, texturas y sabores al alcance en su supermercado.

2. CONDIMENTAR SU VIDA

La variedad es esencial para perder peso de forma perfecta. Después de todo, la variedad es el condimento de la vida. Condimentar sus comidas es importante para este programa. Compre cantidades de aderezos, como salsas picantes, hierbas, etc. ¿Por qué? Porque aportan sabor y más creatividad a su cocina. Agregue albahaca al aliño de las ensaladas... Enriquezca la sopa con pimienta negra molida, comprada fresca... Añada a las verduras salsa de curry tailandesa... Es hora de experimentar nuevas recetas, especialmente ahora que está ampliando la variedad de comidas. Una despensa bien provista le ayudará en el proceso de ensayo-error y le dará más opciones. Y las opciones, literalmente, son las que figuran en *Adelgaza en 30 días con la dieta visual.*

Llene el carrito de la compra con condimentos bajos en grasa

3. INCLUIR LAS SOPAS

Las sopas son una herramienta fundamental si se quiere perder peso. El grupo de los bomberos, con quienes he trabajado, eran amantes de las sopas. Y muchos se han convertido en chefs. Una buena sopa puede ser toda una comida. Es también una buena manera de comer verduras en caso de que usted no sea un gran aficionado a ellas. También puede utilizar las sopas en otras recetas, para platos marinados o salsas.

LISTA PARA CUALQUIER OCASIÓN DEL DOCTOR SHAPIRO

Posiblemente, usted quiera saber por qué tiene este nombre: según los principios de este libro, todo lo que está en la lista es bueno para que se coma en cualquier ocasión, en cualquier cantidad y por cualquier motivo. Tenga estos alimentos a mano para una comida rápida, un tentempié o parte de la comida principal. Haga que sus principales alimentos sean frutas, verduras, dulces y postres bajos en calorías. De esta manera, tendrá la posibilidad de ser delgado toda su vida, mientras come todo lo que le apetece.

Llene el carrito de la compra de condimentos bajos en grasa, de todo tipo, para que su comida tenga más sabor. Disfrutar de la comida es esencial para perder peso y no recuperarlo. Entonces, diríjase a la comida congelada. Si usted necesita ocasionalmente una comida rápida, puede que le interese poner en el carrito comidas congeladas de pocas calorías, junto con frutas y verduras congeladas. No se olvide de los productos del mar congelados.

También almacene una gran cantidad de bebidas. Existen muchos tipos de chocolates bajos en calorías, entre 20 y 50 calorías por paquete. (Intente evitar las bebidas calientes que superen estas cantidades.) Verifique las etiquetas, evite las bebidas que se supone que están «naturalmente» edulcoradas o los zumos de fruta edulcorados, ya que en general tienen muchas más calorías que los otros.

Cuando su despensa y su congelador estén repletos de productos básicos, irá de compras sobre todo para reponer los productos frescos.

LISTA PARA CUALQUIER OCASIÓN DEL DOCTOR SHAPIRO

Los siguientes alimentos son las mejores opciones para cualquier momento del año. Si usted los tiene a mano, serán los primeros que coja cuando tenga hambre. Por eso hago las siguientes recomendaciones:

VERDURAS
Todo tipo de verduras, crudas, cocidas, frescas, congeladas, en latas o en caldo.

FRUTA
Todo tipo de frutas, crudas, cocidas, frescas, congeladas o en latas. (Evite la fruta empaquetada con azúcar añadido.)

BEBIDAS
Sírvase cualquier tipo de bebidas de pocas calorías. Las que le conviene tener incluyen:
Café y té Incluyen de frutas, hierbas, caliente, frío, helado...
Refrescos El sabor que prefiera siempre y cuando sea *light*.
Chocolate instantáneo caliente Busque las combinaciones que tengan de 20 a 50 calorías. Evite el cacao, que tiene más de 60 calorías.
Batidos de leche Debe elegir los que no tengan más de 60 calorías por vaso.

POSTRES CONGELADOS
Puede comer todo tipo de yogures desnatados, sorbetes y polos. Cuando elija las marcas, asegúrese de leer las etiquetas.

DULCES
Chicles.
Chucherías Como piruletas, toffees, caramelos de menta...

CONDIMENTOS Y ALIÑOS
Todos los ingredientes que aparecen en la lista inferior son bajos en calorías. Úselos de forma creativa para condimentar sus platos de verduras y sus tentempiés.

Aliño de ensalada sin aceite o bajo en calorías La mayonesa baja en calorías y las cremas desnatadas.
Yogur desnatado Edulcorado o natural.
Mostaza De Dijón y de otros tipos.
Tomate Puré, salsa de tomate y zumo.
Zumo de limón y de lima
Aceite Por ejemplo, de oliva.
Vinagre Balsámico, de sidra, de vino, de estragón...
Salsas Barbacoas, chutney, ketchup, de soja, de tamarindos, miso, de ostras, de rábano picante...
Cebolla Fresca, picada o en polvo.
Ajo Fresco, picado, en puré o en polvo.
Hierba De todo tipo, incluyendo albahaca, cebollino, eneldo, orégano, estragón, laurel, salvia, romero y tomillo.
Especias De todo tipo, incluyendo pimienta de jamaica, canela, jengibre, clavo, culantro, curry en polvo, pimentón, nuez moscada, comino y pimienta
Extractos Incluyendo almendra, coco, hierbabuena y vainilla.
Polvo de cacao.
Pastillas de caldo.

VALEN LOS PREPARADOS Y ENVASADOS

Una palabra más antes de ir al supermercado: no se olvide de las latas, los paquetes y la comida congelada. Ya sé que algunas personas creen que hay una tendencia a pensar que la fruta y las verduras deben ser frescas para ser buenas. Pero no es necesariamente así.

No me interprete mal, creo que la fruta y las verduras frescas son la mejor comida del planeta, teniendo en cuenta la salud, la pérdida de peso y el bienestar en general. Pero estos factores también se encuentran en los paquetes de frutas y verduras que fueron recogidas esta mañana.

¿Usted no sabía que las frutas y las verduras empaquetadas son las que se recogen en su estación? Esta frescura se conserva en los paquetes. Y sobre si es cierto que la conservación de alimentos a largo plazo puede hacer perder nutrientes, esa pérdida es minúscula.

Además, se compensa esa pérdida con la ventaja de la comida conservada. ¿Cuáles son estos beneficios? La tecnología que permite la conservación hace que se pueda disfrutar de frutas y verduras fuera de su estación, incluso preservándolas más de un año. Las frutas de verano se pueden comer en invierno... Las verduras de otoño, en la primavera... Esta ventaja tan impresionante habría dejado sin palabras a las generaciones precedentes.

COMPRAR PARA LOS NIÑOS

Si pasea por el supermercado, los productos que justo quedan a la altura de su cadera, y a la vista de los niños, son los más atractivos. Como padre, tiene que estar muy alerta a estos reclamos. Mientras que hay opciones apropiadas, en términos de calorías y de nutrientes, otros son productos muy altos en calorías y con muy poco valor nutricional.

Estas últimas elecciones confirman las recomendaciones sobre cómo comprar para niños con sobrepeso. Comprar para los niños es como comprar para usted mismo. Debe seguir los mismos principios que están pautados en *Adelgaza en 30 días con la dieta visual.*

Preste atención a las comidas rápidas. A los niños, en edad de crecimiento, suelen gustarles este tipo de comidas destinadas al público infantil. Si su hijo tiene sobrepeso, tenga cuidado con este tipo de comida que se *parece* a las opciones correctas, como serían, por ejemplo, los caramelos dietéticos o las patatas naturales. Como aparecen en las demostraciones, algunas pueden ser comidas «saboteadoras», que se compran por los anuncios publicitarios que afirman que sirven para perder peso o que son saludables, por lo que uno come más pensando que son productos «dietéticos».

Amplíe su elección de comida, no sólo para usted sino también para sus hijos.

Recuerde: ningún niño debería privarse de lo que le gusta y, al ampliar el abanico de posibilidades, usted le está brindando más variedad para disfrutar. Cuanta más variedad, más beneficios nutricionales.

TENTEMPIÉS SALADOS

Si usted está loco por un tentempié salado pero sabe que los cacahuetes son hipercalóricos, pruebe con las nueces de soja (granos de soja tostados y aderezados). Las encontrará en los herbolarios o tiendas bio. Pueden ser secas o en aceite. Están disponibles en una gran gama de sabores. Un puñado de nueces de soja tienen la mitad de grasa que los cacahuetes; sin embargo, en ambos casos es grasa insaturada, que es saludable. Y tiene bastantes menos calorías. Las nueces de soja también tienen ácido fólico, fibra, hierro y otros minerales. Y contienen isoflavones que combaten las enfermedades.

Las frutas y verduras enlatadas, empaquetadas y congeladas son un lujo. Piense en ello: en cualquier día del año, de día o de noche, simplemente abra una lata o un envase y, con el mínimo de preparación, la puede servir. Puede ser piña tropical, alubias del Mediterráneo, patatas de Egipto..., todo sin salir de casa. Realmente, se ahorra el gasto de viajar para disfrutar de estos sabores.

Adelgaza en 30 días le da una importancia vital a las frutas y verduras. Y, gracias a la tecnología, es posible disfrutar de ellas durante todo el año sin límites. Eso es fantástico para todos los que quieran perder peso y no recuperarlo.

MÁS INGREDIENTES ESENCIALES

Supongamos que ya tiene todos los productos de la lista para cualquier ocasión del doctor Shapiro. También tiene la nevera, el congelador y la despensa repletos de fruta y verduras tanto frescas como congeladas y enlatadas. En otras palabras, ha hecho lo esencial de nuestro programa. Pero aun así tendrá que comprar algunas cosas más. Le haré algunas recomendaciones para saber elegir. Es necesario disponer de los alimentos que se requieren para seguir el programa.

CEREALES

Empecemos por los cereales del desayuno. Hay muchas opciones, por lo que le ofrezco una regla general: compre cereales integrales o ricos en fibra. Y, si es posible, que contengan salvado. A partir de ahí, la elección de sabores y texturas depende de usted. Preste atención a la información de las etiquetas y a las proporciones recomendadas, puesto que la cantidad de calorías puede variar drásticamente de fabricante a fabricante y de producto a producto. Las barritas de cereales se han vuelto muy populares para la gente que se salta un desayuno o una comida. Sin embargo, reemplazar un desayuno nutritivo por un sustituto de cereal puede ser perjudicial para la salud. En el Reino Unido, el grupo Food Commission ha probado 18 productos que eran ricos en grasas, azúcares, o ambas cosas. Todos los productos tenían mayores niveles de azúcar que los recomendados para un desayuno saludable consistente en un bol de cereales con leche semidesnatada. Diez tenían niveles de grasa altos. Muchos estaban clasificados como integrales, ideales para los almuerzos en las escuelas.

No desdeñe las latas, los envases y los congelados

La Food Comission declara que los desayunos le preparan para afrontar el día, mejoran la concentración y reducen el acto de picar entre comidas. Así que intente servirse cereales y no barritas de cereales.

PANES Y PRODUCTOS PARA UNTAR

¿Tiene miedo de tener que dejar de comer pan para seguir *Adelgaza en 30 días*? No necesariamente. Recomiendo que busque los panes ligeros, que ahora se pueden comprar en todas las tiendas. Tienen entre 30 y 45 calorías por rebanada. Las rebanadas son de medida normal, no esas capas superfinas que se deshacen con el simple contacto de una ensalada de atún.

Si prefiere comer el pan de siempre, elija integral, que es una opción nutricional adecuada. Asegúrese de que el envase indique «100% integral». El pan tiene beneficios nutricionales. Es rico en hierro, fibra y complejo vitamínico B. En cuanto al control de peso, el pan es muy satisfactorio y llena bastante. Pero el pan también tiende a ser rico en calorías procedentes de carbohidratos. Mi recomendación es considerar el pan una comida no prioritaria, mucho menos preferible que las verduras, frutas, legumbres y los pescados.

Sustituya los aceites vegetales por aliños caseros

A la hora de untar, con mermelada u otros dulces, los productos más recomendables son los bajos en azúcar, de 10 a 20 calorías por cucharada, comparadas con las 30 o 40 en las mermeladas habituales. Y no se equivoque con la miel. Es una comida «natural» que tiene una alta concentración de azúcar, más alta que el propio azúcar. Sin beneficios para la salud y con unas 50 calorías por cucharadita. Si se trata de perder peso, debe ser eliminada de la dieta.

¿Y qué hay de la mantequilla de cacahuete? Sí, es un alimento con alto contenido calórico. Pero es cierto que es bueno, ya que la mantequilla de cacahuete contiene muchos nutrientes que son beneficiosos para el corazón (niacina, ácido fólico, fósforo, vitamina E y fitoesteroles). Por tanto, consúmala con moderación, pero no la abandone.

ACEITES Y ALIÑOS

Todo el mundo sabe que los aceites vegetales son buenos. Pero las 120 calorías que contiene una cucharada son un alto precio. Yo recomiendo: sustituya los aceites vegetales por aliños caseros.

Como sustitutos del aceite o la mantequilla, los aliños caseros son un preparado alimenticio genial. Son una herramienta muy valiosa de nuestro programa. Acompañe un aguacate con un aliño preparado con salsa de tomate y albahaca, por ejemplo, o un langostino con un aliño italiano de bajas calorías, ideal para comidas a la plancha. O bien mezcle un aliño casero con una salsa baja en calorías para acompañar a algunas verduras. Otro consejo para los amantes de las ensaladas que quieran perder peso: usen un vinagre sabroso como aliño de la ensalada —o como un ingrediente culinario— y olvídense del aceite.

¿AGUACATE? POR SUPUESTO QUE SÍ

¿Alto en calorías? Un poco. ¿Rico en grasas? Sólo grasas insaturadas, las buenas. Aún más: los aguacates congelados están recubiertos de potasio, betacaroteno, vitamina C y ácido fólico. Son una fuente de colesterol bajo en esteroles. Es una comida rica y sabrosa, que ofrece 170 g de fruta comestible. Como toda la fruta y las verduras, es una opción saludable para la pérdida de peso.

¿ZUMO?

Bebemos zumos de fruta porque son deliciosos, refrescantes y, generalmente, tienen vitaminas esenciales. Pero los fabricantes de zumos de fruta tienen mucho que explicar, ya que a menudo llevan un alto porcentaje de azúcar.

Habitualmente, los zumos se consideran alternativas de los refrescos. Muchos zumos contienen menos de 15% de fruta. Una revista, *Which?*, demuestra que estas bebidas pueden contener hasta 6 cucharillas de azúcar. Otras tienen menos de un 5% de contenido de fruta por litro.

Algunos fabricantes tal vez sustituyan la fruta por azúcar, pudiendo provocar problemas dentales.

El editor de la revista, Graeme Jacobs, afirma: «La mayoría de las veces los padres creen que es una opción saludable».

Otros ingredientes de los zumos de fruta incluyen aceites vegetales y colorantes para que parezcan fruta de verdad.

¿Qué solución hay? Elija auténtica fruta, ya que es la única que ofrece beneficios para la salud.

COMIDAS CONGELADAS

Cuando conviene por el tipo de vida, las comidas congeladas son una buena opción. Pueden utilizarse para la comida, la cena, etc., porque ofrecen mucha variedad de sabores y texturas.

Por supuesto que usted debe comprar alimentos bajos en calorías, porque así logrará una nutrición excelente. Además, se tiene que dar importancia a la cantidad de verduras que se toman en las comidas. Hay una solución simple para saber cuánta: ponga las verduras en un plato aparte o agregue ensalada a la comida principal, que puede ser congelada. O comience con un plato de sopa de verduras.

BEBIDAS

La regla de oro es que es mejor comer las calorías que beberlas. Todos los zumos y los refrescos en general tienen muchas calorías. Es igual de pernicioso dar un sorbo a una de estas bebidas durante la comida que picar entre horas.

Es mejor comer las calorías que beberlas

¿Por qué? Si tan desesperado está por una fruta, ¿por qué no se la come? Ganará en vitaminas, minerales y fibra, quedará lleno y sólo habrá tomado 45 calorías en vez de las 100 calorías del zumo.

Además, debe consumir agua, que es esencial para el crecimiento y mantenimiento de nuestro cuerpo. Participa en numerosos procesos biológicos.

En los adultos, el agua representa de un 50

a un 70% del peso corporal. Sin el líquido, el cuerpo sobreviviría pocos días.

Mucha gente no consume suficiente agua y, como resultado, puede deshidratarse. Experimentaría síntomas como dolores de cabeza, agotamiento y falta de concentración. En general, deberían consumirse unos 2,5 l de agua al día, de los cuales se podría obtener 1,8 l tomando otras bebidas.

Mi consejo es comprar agua en botellas si no le gusta el sabor del agua del grifo. Intente

> **Disminuya el consumo de féculas y sustitúyalo por verduras**

comprar bebidas *light*. Y no se aparte mucho de las recomendaciones de la lista para cualquier ocasión.

ARROZ, PASTA Y OTRAS FÉCULAS

Consuma estos productos integrales, que son más nutritivos. En el supermercado puede encontrar fácilmente arroz y pasta integral, pero para otros productos menos frecuentes puede acudir a tiendas bio (cuscús, trigo búlgaro, cebada y mijo).

Como regla general, mientras esté en el supermercado buscando los productos que le interesan, piense que las féculas deben ocupar un tercer lugar y llene el carrito con verduras y frutas.

POSTRES CONGELADOS

Elija helados, sorbetes y yogures bajos en grasas y calorías. Asegúrese de leer las etiquetas y de que figure que son realmente dietéticos, puesto que la publicidad a veces es engañosa.

Los yogures y otros postres dietéticos están muy presentes en los supermercados, aunque no a todo el mundo le gustan. Si usted no los tolera, hay otras opciones. La ventaja es que hay variedad de gustos. Pero elija siempre los productos más bajos en calorías.

Hasta ahora, ya le he dado muchos consejos. Es el momento de que vea usted mismo las demostraciones que encontrará en las próximas páginas. Después, vaya al supermercado y haga la compra.

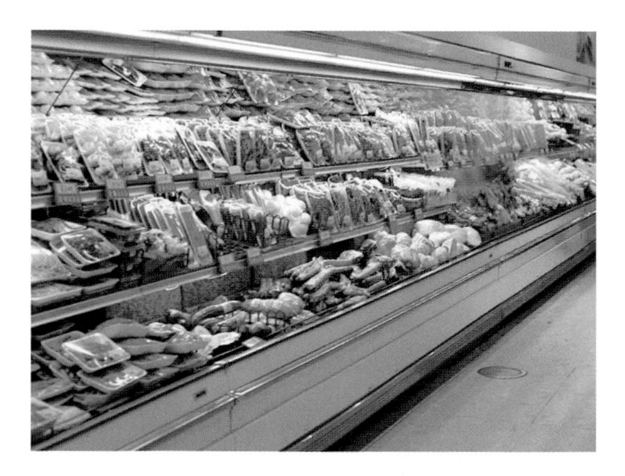

Supermercados bien provistos
Los pasillos de los supermercados son una buena solución para perder peso. Aprenda cómo hacer para dar con los productos que le llevarán al éxito.

OBJETIVOS DEL 1er DÍA

- Vaya a comprar con la lista en cualquier ocasión.
- Compre productos que no suele comer y pruébelos. Puede que se sorprenda positivamente. Es el primer paso de nuestro programa.
- Compre una libreta de notas. En el próximo capítulo descubrirá por qué. Asegúrese de que sea de tamaño de bolsillo pero que quepa la información.
- Prepárese para los cambios.

NUESTRA PIRÁMIDE DE ALIMENTOS

Esta pirámide es una guía de las opciones más saludables y bajas en calorías. Ofrece una ilustración que enseña las proporciones ideales para seguir el programa.

Haga que las frutas y las verduras sean la base de la pirámide. Ésta es más ancha en la base, lo que sugiere que los alimentos que más debe comer son los de la base.

Luego, debe optar por las proteínas. Intente que provengan de legumbres, pescados y productos de soja más que de carne roja, de aves y de lácteos. Cuando consuma productos en grano, es mejor que sean integrales o dietéticos.

En cuanto a grasas y aceites, escoja nueces, semillas, olivas, aguacates y aceite de oliva, siempre que sea posible. Cuando le apetezca algo dulce, pruebe con los caramelos sin azúcar, yogures desnatados o postres congelados dietéticos.

Si no encuentra su comida favorita en la pirámide, hágase a la idea de que está prohibida en este programa.

La pirámide refleja mis recomendaciones para comer de forma saludable, con equilibrio de nutrientes, para perder peso y no recuperarlo.

Haga de esta pirámide su guía y será delgado de por vida.

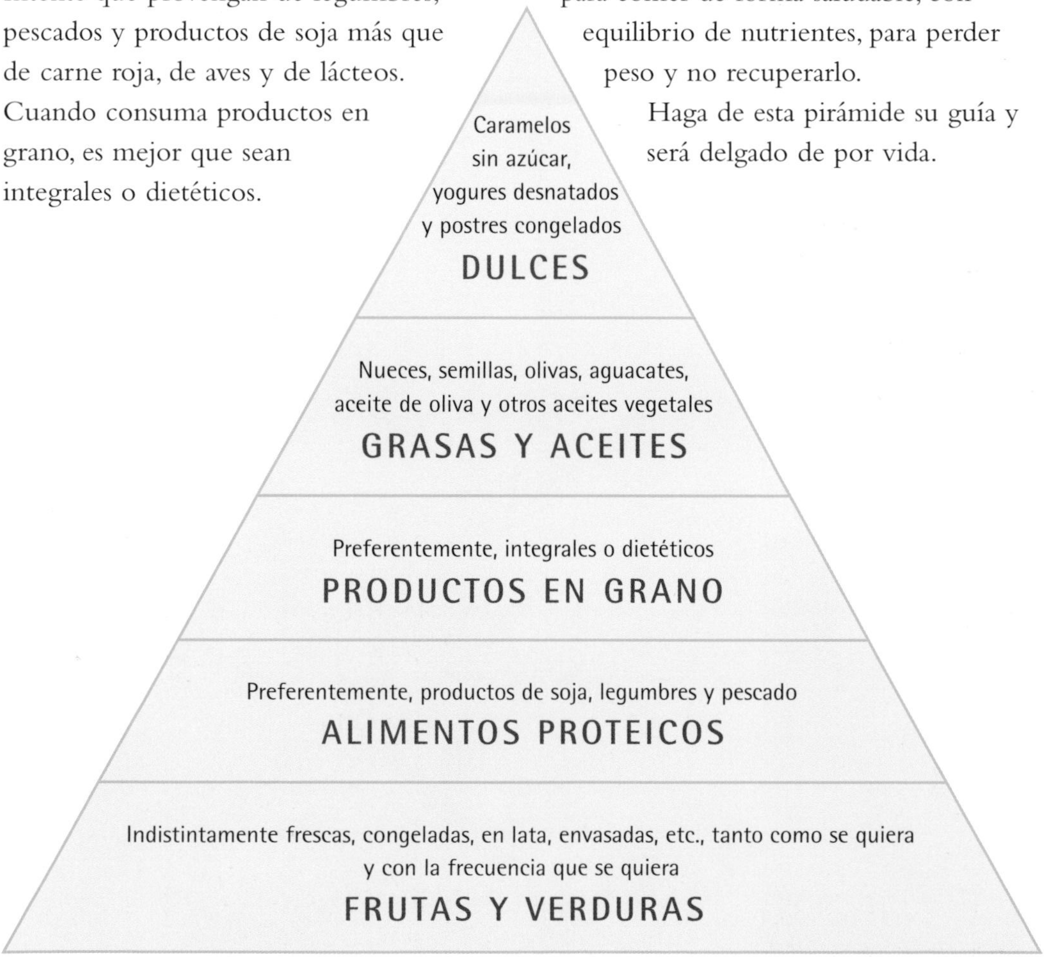

Caramelos sin azúcar, yogures desnatados y postres congelados

DULCES

Nueces, semillas, olivas, aguacates, aceite de oliva y otros aceites vegetales

GRASAS Y ACEITES

Preferentemente, integrales o dietéticos

PRODUCTOS EN GRANO

Preferentemente, productos de soja, legumbres y pescado

ALIMENTOS PROTEICOS

Indistintamente frescas, congeladas, en lata, envasadas, etc., tanto como se quiera y con la frecuencia que se quiera

FRUTAS Y VERDURAS

EL PAN DIARIO

Quizá usted siempre haya comido pan de molde, entre 80 y 90 calorías por rebanada. ¿Por qué no prueba el pan francés, con 50 calorías por rebanada de 2,5 cm o, aún mejor, pan de dieta, con sólo entre 40 y 45 calorías por rebanada? Las tres ecuaciones hacen un total de 900 calorías, pero comiendo el pan de dieta comerá más cantidad y consumirá menos calorías.

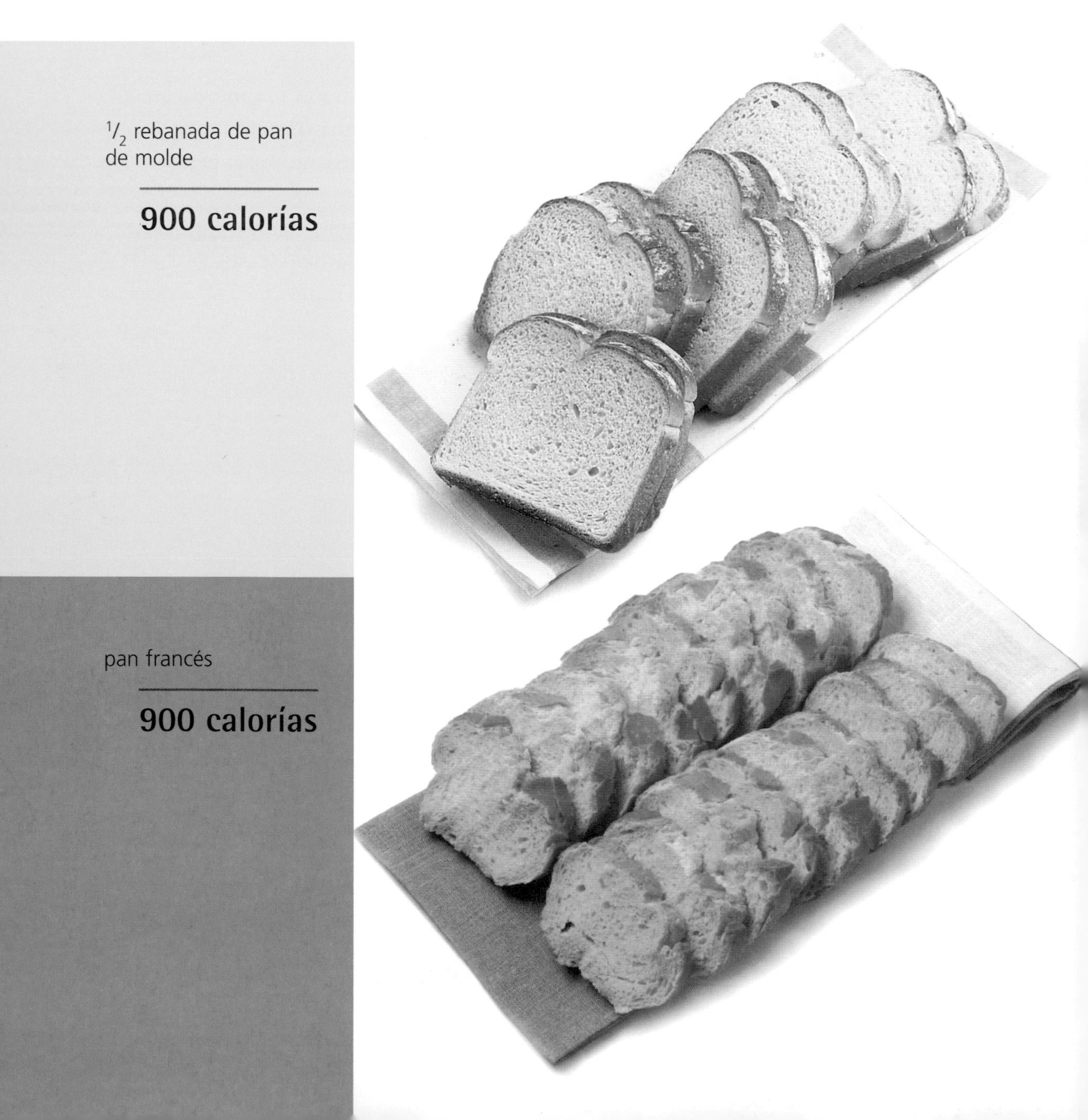

$^{1}/_{2}$ rebanada de pan de molde

900 calorías

pan francés

900 calorías

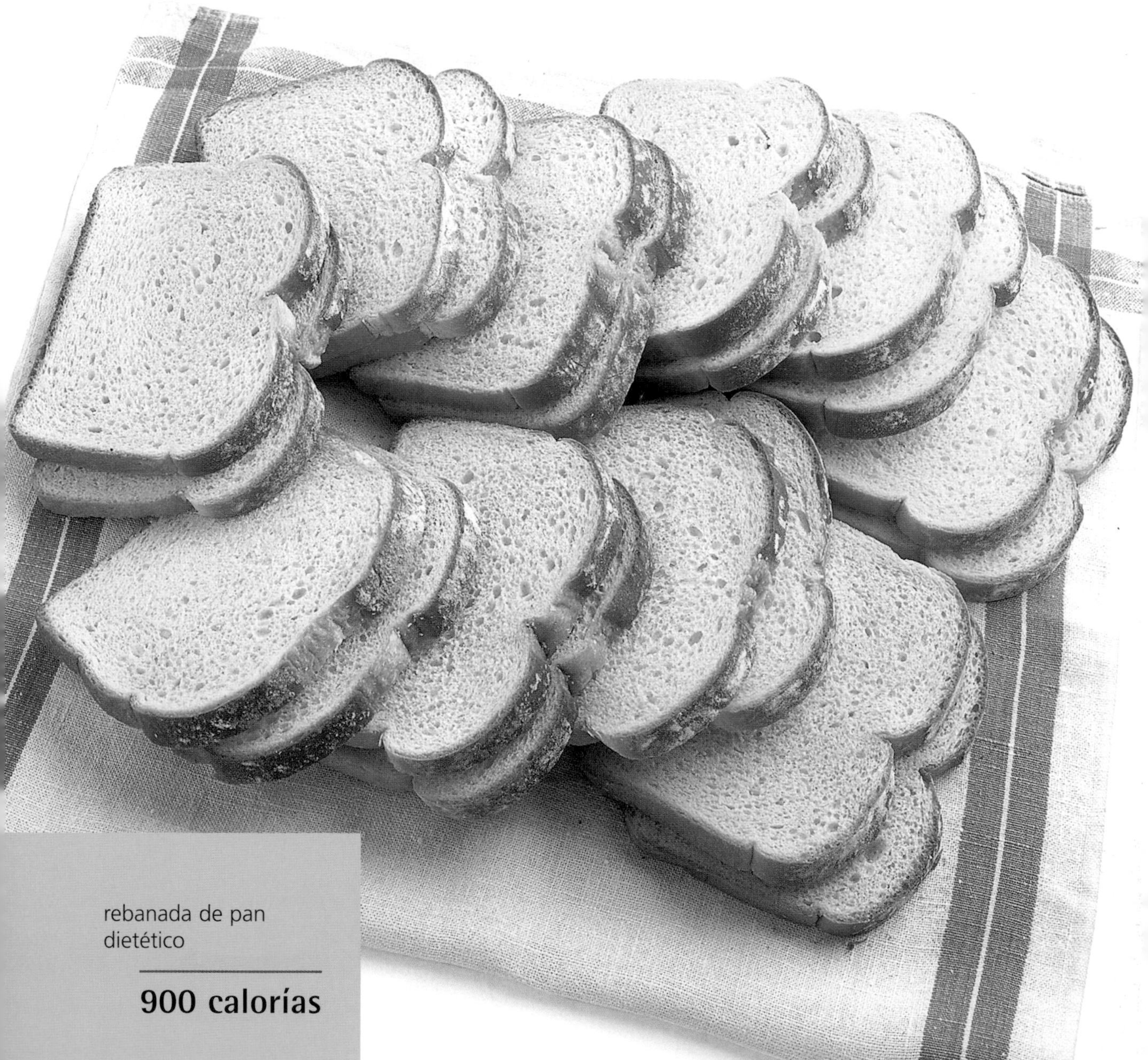

rebanada de pan dietético

900 calorías

«El pan aporta grandes beneficios nutricionales. Tiene un alto contenido en hierro, fibra y complejo vitamínico E.»

LA LECHE

Aunque recomiendo tomar leche con moderación, si va a tomarla, tenga en cuenta las calorías. Mi recomendación es que elija leche desnatada. Puede tomar hasta 2 veces la cantidad que tomaría entera, y serían las mismas calorías. Si encuentra la leche desnatada muy aguada, intente con la semidesnatada, que representa 380 calorías por 790 ml.

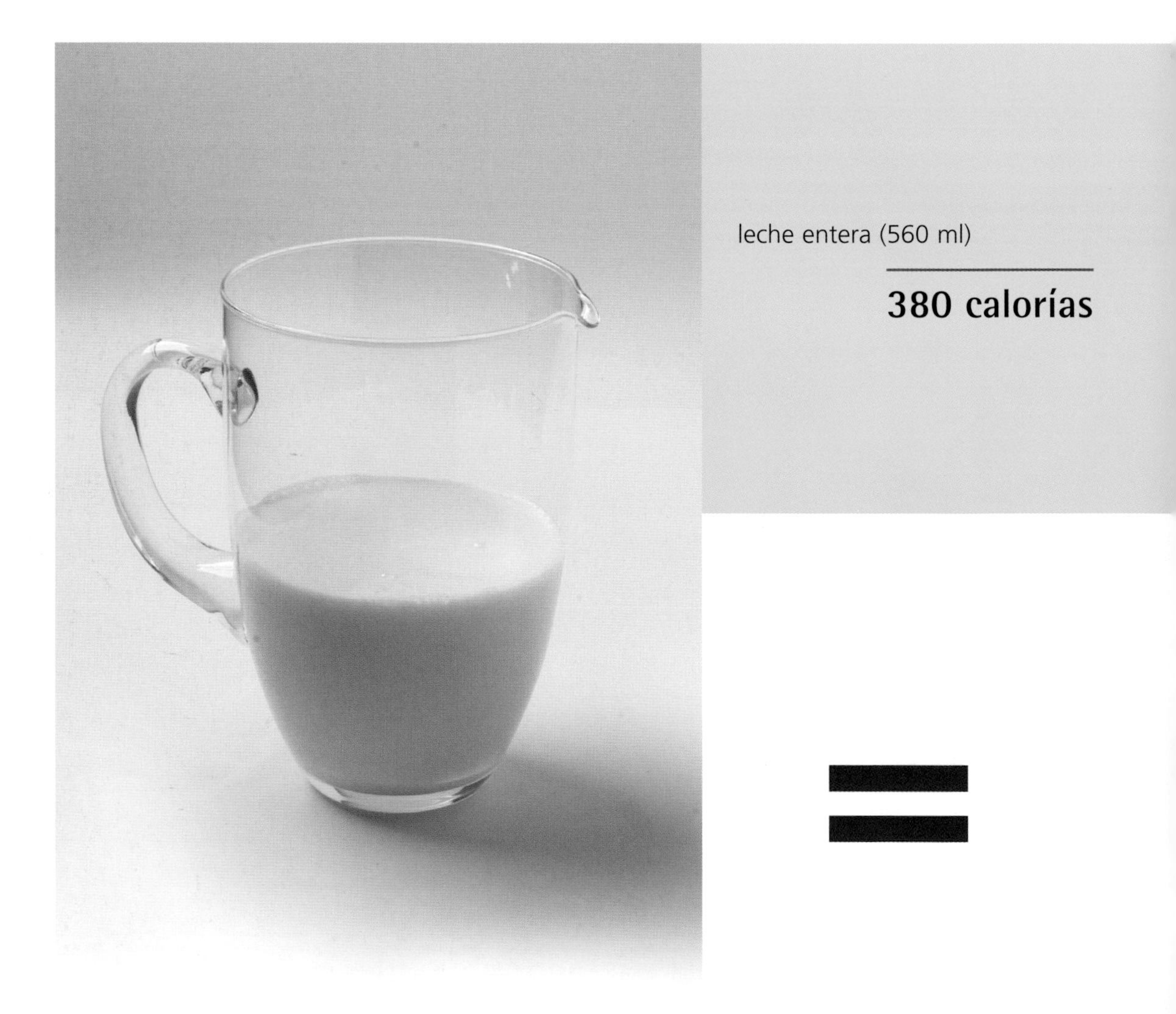

leche entera (560 ml)

380 calorías

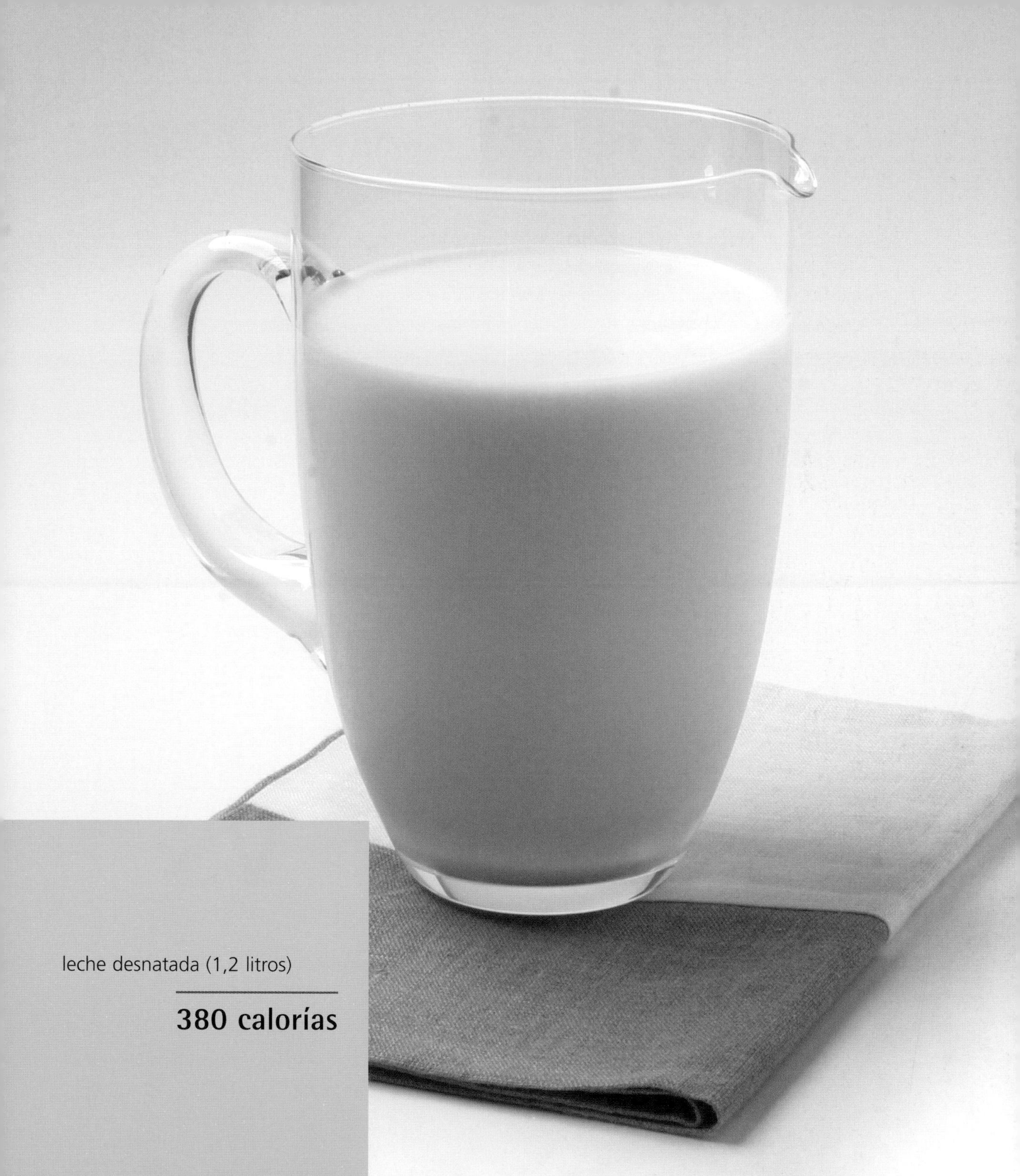

leche desnatada (1,2 litros)

380 calorías

«¿Por qué no prueba la leche de soja que es baja en calorías y muy saludable?»

OLVIDARSE DE LA MANTEQUILLA

Siempre he pensado que era preferible el aceite de oliva a la mantequilla o la margarina, especialmente al cocinar. Pero, si le gusta untar algo en la tostada, elija un producto bajo en grasas. El sabor no es tan diferente y consumirá 3 veces menos calorías.

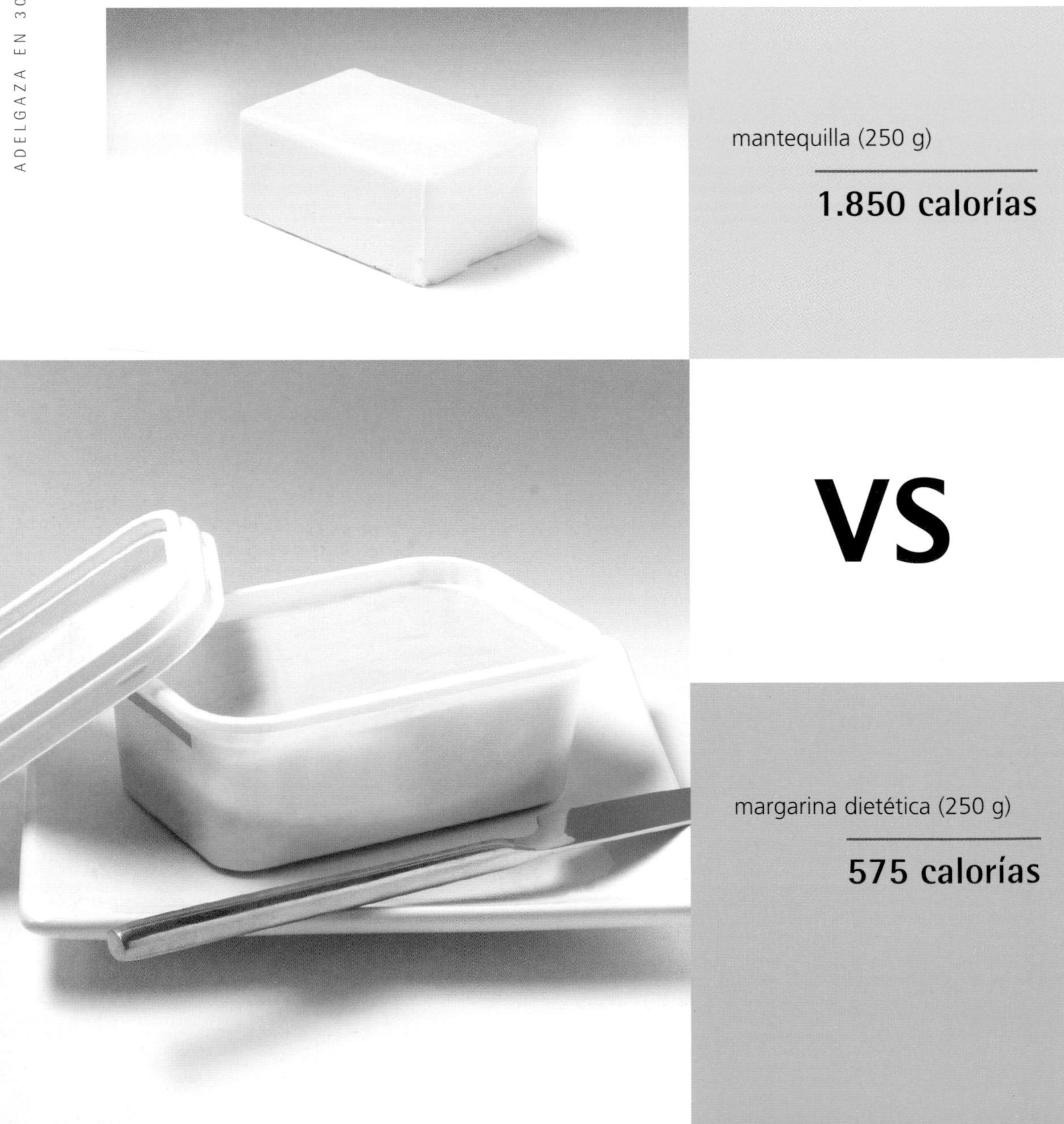

mantequilla (250 g)

1.850 calorías

VS

margarina dietética (250 g)

575 calorías

ELEGIR CON CUIDADO EL PATÉ

Una ración de paté puede ser un buen entrante, pues es ideal para calmar el apetito. Pero, ¿cuánto quiere calmar el hambre? El paté de foie que aparece abajo tiene una enorme cantidad de calorías (450 por 100 g), mientras que la misma cantidad de paté de setas no llega a las dos terceras partes de calorías (170).

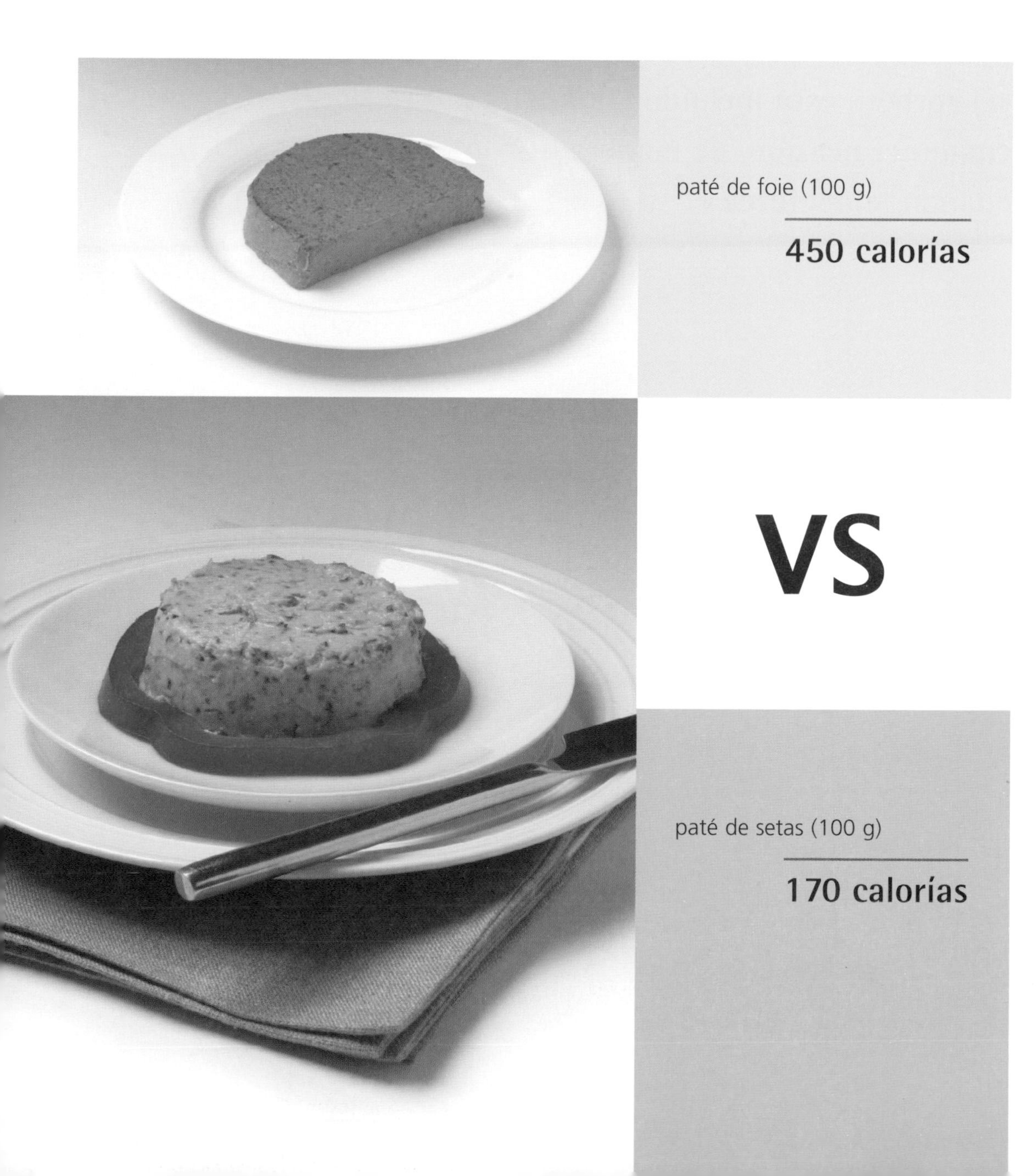

paté de foie (100 g)

450 calorías

VS

paté de setas (100 g)

170 calorías

¿SORBETE? ¡SE ACEPTAN APUESTAS!

El helado es delicioso, no puedo negarlo. Y todos disfrutamos de un capricho ocasional. Pero el helado es una tentación que representa un alto consumo de calorías. Una ración de sorbete tiene la mitad de calorías que un helado. Observe las ilustraciones: el doble de comida por las mismas calorías. ¿Y cuán refrescante es cada opción?

«El sorbete está incluido en la lista para cualquier ocasión, de manera que lo puede tomar cuando le apetezca.»

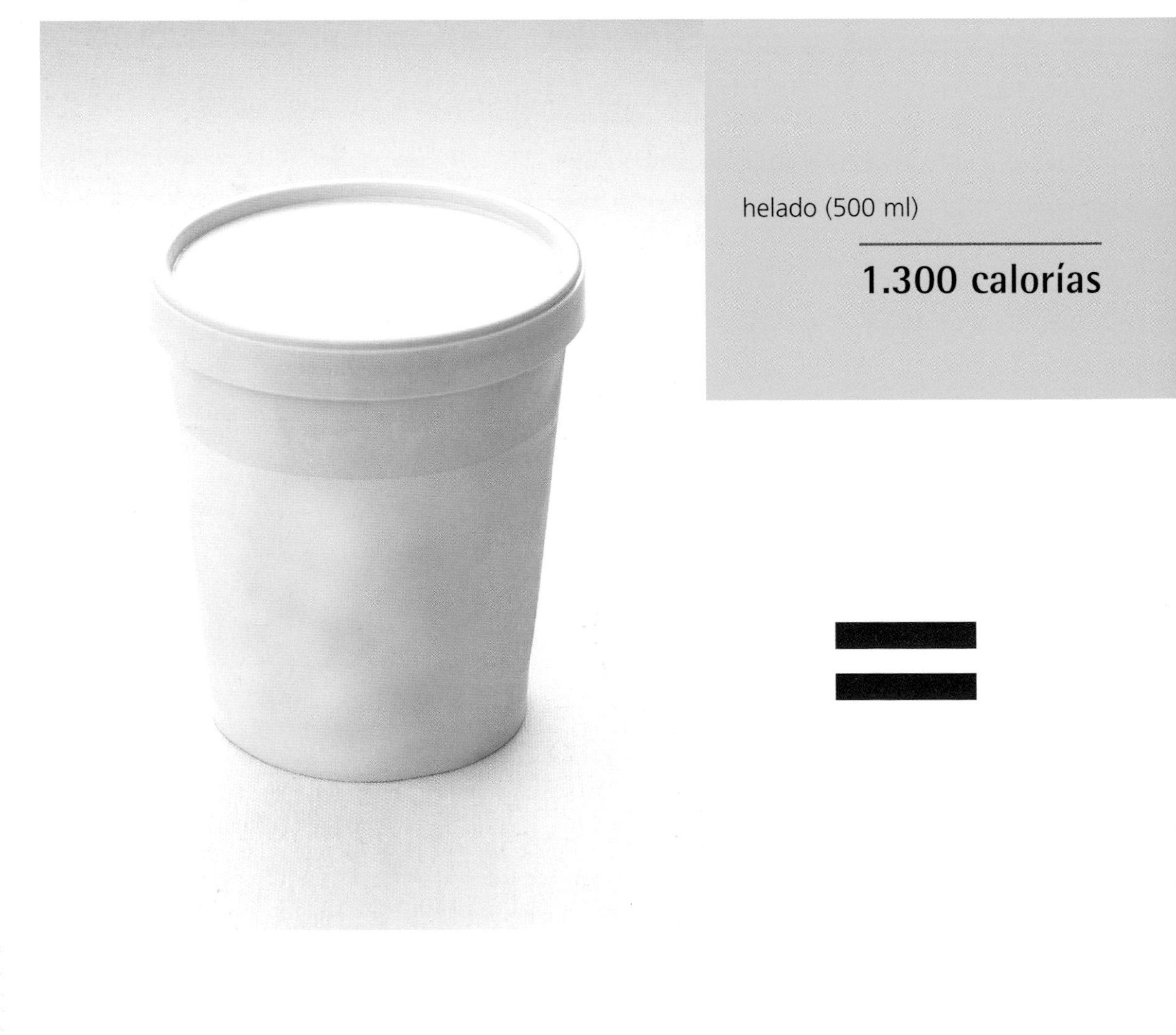

helado (500 ml)

1.300 calorías

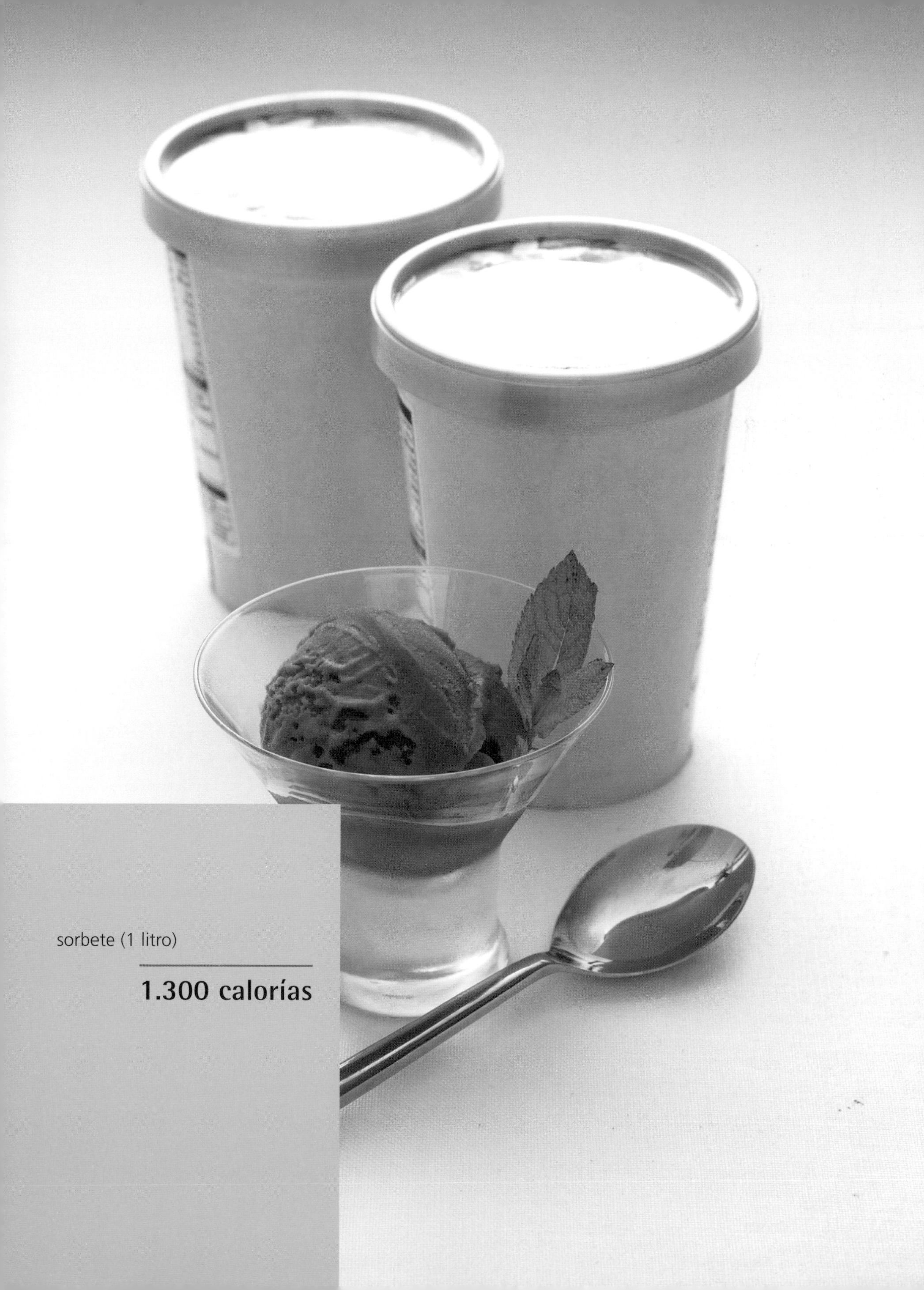

sorbete (1 litro)

1.300 calorías

CAPÍTULO 4: 1ª SEMANA: PENSAR EN EL DESAYUNO

AGENDA 1ª SEMANA

Hacia el final de la 1ª semana, usted habrá:

- ◆ Decidido el cambio.
- ◆ Aprendido los principios básicos del programa.
- ◆ Comenzado un diario personal de comidas.
- ◆ Empezado el ejercicio físico.
- ◆ Cambiado su manera de desayunar eligiendo nuevas opciones.
- ◆ Empezado a perder peso.

La 1ª semana del programa de pérdida de peso es más que sólo cambiar su manera de pensar sobre su primera comida del día. Se trata de cambiar su vida a través de su relación con la comida.

Éste es precisamente el momento en que comenzará a forjar los principios del programa de perder peso de forma perfecta, haciendo que estas bases se vuelvan realmente una rutina en su vida. Es un plan ambicioso, pero lo cierto es que se puede lograr si se intenta paso a paso. No cambiará la relación con la comida de forma inmediata, pero lo hará poco a poco. Para comenzar, tenga a mano una libreta.

Usted quiere sentirse mejor, verse mejor y vivir más años

PASO 1: CONCENTRARSE EN LA MOTIVACIÓN

¿Por qué está haciendo todo esto? ¿Por qué acaba de optar por seguir nuestro programa, un programa que requiere un compromiso de por vida y que ofrece resultados a largo plazo?

Por supuesto que todo el mundo conoce la respuesta: lo está haciendo para perder peso. Usted quiere sentirse mejor, verse mejor y vivir más años. Todos sabemos las razones por las que la gente quiere perder peso.

Pero usted no es «todo el mundo», usted es usted. Y para llevar a cabo el programa debería saber exactamente qué fue lo que le hizo tomar esta decisión, su verdadera motivación para lograr cambiar su relación con la comida.

Tal vez el objetivo sea sentir que «baja de peso», así como lo fue para los bomberos con quienes trabajé, que casi se vieron impedidos a realizar el trabajo debido al exceso de peso.

O quizás sea algo tan «simple» como la próxima reunión en la escuela..., verse bien en bikini, no sólo el próximo verano sino todos los veranos en el futuro..., o estar cansado de verse diferente, marginado del mundo de la gente delgada.

ESCRIBIR EN UN PAPEL

Cualquiera que sea su motivación personal, descúbrala, trabájela a conciencia, incluso repítala en voz alta. Luego escríbala sobre el papel, así la podrá consultar cada tanto y reconstruir la idea. ¿Por qué es esto importante? Porque, si no comprende de forma clara qué le motivó a seguir el programa, es muy fácil perder el interés, especialmente al comienzo del plan, cuando todo es nuevo y diferente, cuando las elecciones habiendo tomado conciencia no son aún automáticas y usted todavía no ha interiorizado los principios del programa.

Tendrá que recurrir a las razones que le

Tomar nota es un excelente recurso

motivaron para mantener el interés. Tendrá que pensar de una manera que no había hecho antes, probar comidas por primera vez. Puede que se sienta incómodo en ciertas situaciones, pero el cambio exige adaptación. Si recuerda exactamente lo que significa perder peso para usted, tendrá en su poder el arma más poderosa.

Trabaje a diario con su libreta, intente llevar un control de todos los cambios que se producen, incluso las molestias o las cosas que le resultan difíciles. Los estudios demuestran que tomar nota es un excelente recurso. Y usted se estará dedicando a conseguir el cambio que necesita para lograr cumplir sus deseos. Tener todo detallado será de gran utilidad en sus futuras decisiones.

PRESENTACIÓN PERFECTA

Se come con los ojos. Aun la más simple de las comidas se puede convertir en especial si se presenta de forma atractiva. Un aliño, un plato presentado de manera sorprendente y colorida, hace que la comida parezca mejor, que usted realmente tenga ganas de comerla. Intente pensar en la presentación en la siguiente comida que prepare.

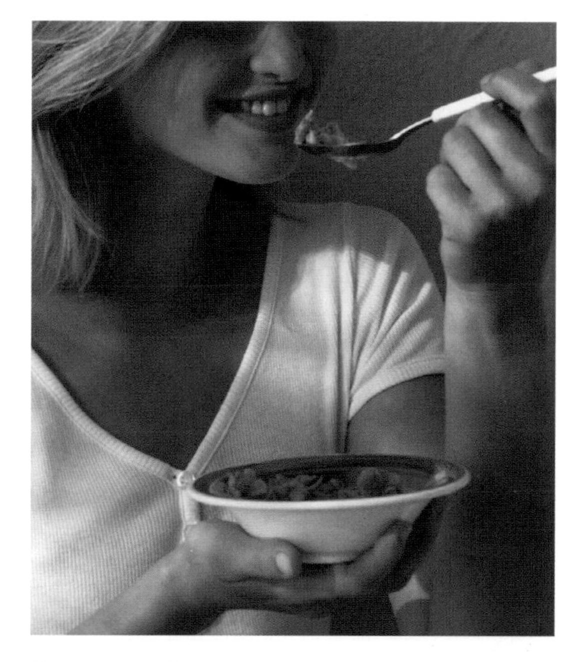

Desayuno de campeones

Su primera comida del día es la primera comida del cambio según el programa. Las comidas que elija le permitirán sentirse bien durante todo el día.

¿SERÁ UN FRACASO? OLVÍDESE

Otra aclaración sobre la motivación. ¿Ha fracasado antes? ¿Ha perdido peso y lo ha recuperado? Olvídelo. El fracaso ha quedado muy lejos en su memoria. Son como pequeñas señales a las que no debe dar importancia. Lo que ahora cuenta es mirar hacia delante. Hoy comienza el cambio. A partir de aquí comienza el programa y todo indica que va a ser un éxito.

De hecho, yo recomiendo señalar este día. Cuando Tia y Jim Chisholm, de Chicago 7, comenzaron *Adelgaza en 30 días*, limpiaron su nevera y su despensa, y tiraron toda la comida que decidieron que no formaría parte de sus vidas.

Otro paciente canceló la entrega a domicilio del periódico y decidió ir en bicicleta, o caminar, a la ciudad para ir a buscarlo cada mañana. Cada cambio puede romper un ciclo o ciertas tendencias. Estos pequeños cambios son como símbolos que marcan el antes y el después en su vida. Y, en cuanto al programa, el antes representa el sobrepeso, y el después lo que usted va a lograr.

PASO 2: HONRARSE A SÍ MISMO

Una paciente me contó sobre el día que intentó comenzar el programa de perder peso: tomó la decisión de empezar el día haciendo ejercicio en la bicicleta estática, 10 minutos antes de desayunar. Se estaba sentando en el sillín cuando escuchó la voz de su marido desde la cocina. El le preguntó: «¿Dónde está el pan?». Ella dejó la bicicleta, bajó las escaleras y le mostró que estaba en el lugar de siempre. Y volvió al ejercicio. Mi paciente pensó que no había sido un buen comienzo.

Acto seguido, su hija la interrumpió. Irrumpió y le dijo lo que haría después del colegio, y exigió toda la atención.

Finalmente, mi paciente dejó la bicicleta y escribió sobre este tema en su libreta.

Volvió a intentar el ejercicio. Esta vez fue su hijo el que preguntó: «¿Dónde está mi palo de jockey?». Su marido nuevamente le preguntó si haría el desayuno y la hija quería saber si le había dado de comer al perro, y así sucesivamente. Más tarde, una amiga mayor le llamó porque necesitaba que la llevase a hacer las compras. El problema fue que mi paciente no pudo hacer ejercicio en todo el día, ni siquiera esos 10 minutos que se había propuesto. Usted tiene que hacer los ejercicios, los tiene que hacer por usted. Se sabe que las madres son la figura central en una familia, son las que proveen el cuidado de la familia y son las que determinan todo el ritmo de la casa. Pero todo el mundo sabe, incluso un niño pequeño, que las cosas y la gente pueden esperar 10 minutos, esos 10 minutos para los ejercicios, preparar una comida especial, tomar un baño relajante o salir a caminar. Usted lo merece.

Aun si su objetivo en la vida es estar con sus hijos, será un ejemplo para ellos si usted se preocupa por hacer las cosas importantes para su equilibrio.

Cuelgue un cartel, sobre la nevera o en el espejo de su habitación, que diga «Hónrate a ti mismo». Le hará recordar que en lo que se refiera a *Adelgaza en 30 días* usted está involucrado. Y no deje de hacer ejercicio hasta que haya acabado su rutina. Poco a poco, su familia se hará a la idea de que puede pedirle cosas antes y después del ejercicio.

Tiene que seguir el programa por usted mismo

ESTABLECER UN SISTEMA DE AYUDA

Para que usted recuerde la importancia del programa, trate de establecer un sistema de ayuda. ¿Qué quiero decir con esto? Me refiero a alguien que le ayude a mantener la motivación, alguien a quien le pueda gustar su cambio. Puede ser un miembro de la familia o un amigo. La psicóloga de Nueva York Adele Fink, quien tiene un 75% de pacientes con problemas de sobrepeso, comenta que es difícil para la familia aceptar los inconvenientes que origina un programa para perder peso. La psicóloga hace hincapié en que la familia se siente más cómoda con la persona antes del programa. «Ellos quieren que se mantenga la misma persona porque el cambio puede representar una amenaza para los demás.»

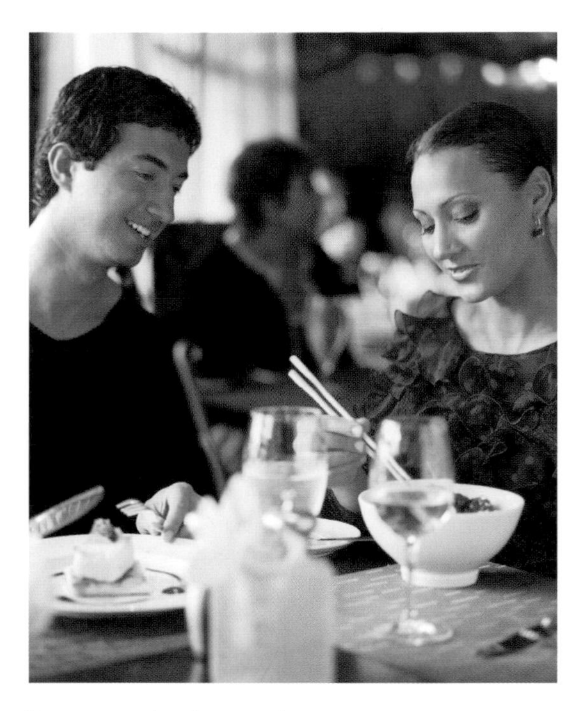

Un mensaje de ayuda
Necesita encontrar a alguien: un amigo, una pareja, un pariente o un colega que pueda ser su «sistema de ayuda» y que le anime a seguir nuestro programa.

Una paciente me habló sobre una comida con dos amigos en un restaurante. Cuando ella sacó una botella de aliño, baja en calorías, uno de ellos se quedó alucinado mientras que el otro la aplaudió. Obviamente, el amigo que aplaudió se convirtió en la persona que le daría el coraje cuando lo necesitara. Mi paciente me explicó que ese amigo la quería bien y lo convirtió en el primer candidato para este «sistema de ayuda».

> **Es ese mordisco prohibido el que puede marcar la diferencia**

Ahora suponga que es usted el padre de un adolescente que comienza el programa. Recuerde que su hijo debe realizarlo por sí mismo. Dé ejemplo. Sea su modelo. Sírvale como «sistema de ayuda», pero no interfiera, no haga comentarios de ningún tipo. Deje que su hijo tenga su propia experiencia, es la única manera en que tendrá éxito. La mejor ayuda que puede dar y la manera más útil de hacerlo es que usted mismo siga el programa.

PASO 3: COMENZAR SU DIARIO PERSONAL DE COMIDAS

En algún lugar del diario escriba su peso actual. Llámelo peso inicial. Dentro de unos meses, incluso semanas, se sorprenderá de lo lejos que ha quedado ese número.

Ahora vaya a la primera hoja en blanco y anote la primera semana de comidas (las notas cambiarán en las siguientes semanas). Este diario es una de las herramientas más útiles del programa. Es la manera que usted tiene para entender su comportamiento a la hora de comer, y al entender podrá cambiar justamente ese comportamiento. Por esta razón, la precisión y los detalles sobre la descripción de la comida son esenciales.

Use la tabla modelo, de la página 70, como guía para crear su propio diario de comida. Cada vez que usted coma algo, un tentempié, un bocado, anótelo en el diario. Es importante, porque realmente nos olvidamos de lo que hemos comido, y es ese mordisco el que puede marcar la diferencia. Por eso, «escribirlo en el momento en que ocurre es más efectivo que anotarlo mucho más tarde» y ser honesto, con el diario, es una muestra de compromiso con la misión adquirida: la misión de perder peso cambiando su relación con la comida.

SER CONCRETO

Use el diario de las comidas escribiendo, exactamente, la hora y lo que comió. No es suficiente con escribir «sopa y bocadillo». Especifique: un bol de sopa o una taza, qué sabor tenía la sopa, qué tipo de bocadillo, qué tipo de pan, si lo ha untado con algo, qué bebida ha tomado... A continuación, establezca un orden de lo que le gusta comer.

¿Qué estado de ánimo tenía antes de comer?

Hágalo mientras come. Valore en una escala del 0 al 4, siendo el 0 para los alimentos que sólo le quitan el hambre y el 4 para los que realmente le gustan. Luego llene los recuadros que describen las circunstancias bajo las que usted está comiendo. Añada si está solo o no. En caso de estar acompañado, ¿quiénes y cuántos son? ¿Qué relación tiene con ellos, son amigos, colegas...? ¿Está en casa —en qué habitación— o fuera —dónde? ¿En qué estado de ánimo se encuentra antes de comer (aburrido, tenso, feliz, contento, enfadado, cansado o deprimido)? Por último, escriba todo lo que hace en esa situación, por ejemplo, mirar la televisión o leer en su sillón favorito.

No se puede desestimar la importancia que tiene anotar todo en el diario de las comidas y hacerlo de la forma más honesta posible.

Uno de mis pacientes, médico, comenta que «el diario refleja exactamente qué, cuándo y en qué estado mental se encontraba en el momento en que comió».

1ª SEMANA DEL DIARIO DE COMIDAS

Fecha/Hora	Comida (preparación y ración)	Nivel de hambre (0-4)	Gente/Lugar	Estado anímico	Actividad

Él dice que empezó a bajar de peso en cuanto empezó a escribir en el diario e insiste en que es fundamental «mantener el diario como parte de uno. Con la vida estresante que llevaba, comía sin pensar. Sabía que no debía, pero saber y hacerlo son dos cosas diferentes. Hasta que comencé a escribir en el diario no encontré el incentivo y la constancia para concienciarme de forma efectiva acerca de las mejores opciones».

PASO 4: PONERSE EN MOVIMIENTO

Hemos hablado sobre esto a lo largo de todo el libro. Hemos mencionado a los jóvenes, a los mayores, a los de mediana edad... Con cada profesional de la salud con el que usted hable, cada artículo de investigación que le comenten y cada artículo de diario, le confirmarán lo que usted ya sabe: el ejercicio es bueno para usted y sobre todo si se trata de perder peso. Tome la decisión de ponerse en movimiento y lo hará por el resto de su vida. Y sepa que a partir de 30 días usted se sentirá mejor y se verá mejor porque habrá comenzado a hacer ejercicio.

Le propongo que para la 2ª semana de *Adelgaza en 30 días* comience a caminar. Éste es un ejercicio que puede hacer en cualquier momento, en cualquier lugar y en cualquier época del año. No se necesita un equipo especial ni tampoco ir a un gimnasio. Todo lo que necesita es un buen par de zapatos, unos pantalones cómodos y una camiseta. Ni siquiera tiene que pensar en ello como si fuese un programa especial, simplemente empiece a caminar. Dé los primeros pasos hacia una vida saludable. Es realmente así de simple.

Si vive en una ciudad, camine en vez de coger un taxi o un bus. Si vive en un piso, no coja el ascensor y, si lo hace, baje unos pisos antes y suba por las escaleras. Busque el parque más cercano y recórralo. Si vive en una casa con escaleras, suba y baje unas cuantas veces seguidas. En caso de que tenga un jardín, vaya de un lado al otro. Vaya de una esquina a otra, explore su vecindario. Camine hacia el quiosco para comprar artículos que le interesen, a la biblioteca para devolver un libro o a la casa de un amigo de visita.

Camine de forma activa, balancee los brazos, mueva las piernas y respire profundamente. No tiene que correr o quedarse sin aliento o transpirar. Todo lo que tiene que hacer es moverse. Y seguir moviéndose.

Su primera prioridad seguirá siendo su concienciación sobre la comida; hacer ejercicio eventualmente deberá ser su segunda pero importante prioridad. Pero ya no serán actividades eventuales, sino parte de su estilo de vida.

PASO 5: DESCUBRIR NUEVAS OPCIONES PARA EL DESAYUNO

«El desayuno es la comida más importante del día». Es el gran tópico, y la gente a veces se siente culpable si no toma un desayuno apropiado o si el apetito de la mañana queda satisfecho con una taza de café o té. En mi opinión este sentimiento es infundado: si no tiene hambre, no necesita el desayuno. Los niños obtienen un gran beneficio del desayuno. Todos los estudios afirman que los niños que toman un desayuno nutritivo rinden mejor en la escuela y son más sanos que aquellos que no toman desayuno.

Camine de forma activa, balancee los brazos y mueva las piernas

No cometa el error de renunciar al desayuno para no consumir tantas calorías. La renuncia le provocará pasar hambre todo el día. Su organismo le pedirá que coma más, incluso alimentos más hipercalóricos. Como siempre, privarse de comida es contraproducente. Pase del desayuno si no tiene hambre, pero no para perder peso.

> Los productos de soja son muy buenos en muchos sentidos

¿QUÉ HAY DE NUEVO?

Su objetivo para la 1.ª semana es probar algo nuevo para el desayuno. De hecho, yo le recomiendo que en 3 de los 7 días desayune algo que nunca haya probado. ¿Ha estado comiendo los mismos cereales durante veinte años? Busque algo nuevo para esta semana. ¿Ha comido siempre una tortilla de queso? Ésta es la semana para descubrir una alternativa. Darle sabores nuevos a su paladar le ayudará a mejorar su estado de ánimo. Como dice la psicoterapeuta Susan Amato: «Es bueno recordar que usted está añadiendo cosas buenas a su vida, y a su cocina, y no eliminándolas».

NUEVA NUTRICIÓN PARA EMPEZAR EL DÍA

Quiero ofrecerle dos consejos para que piense de una manera fresca en su primera comida del día. Ambos consejos son excelentes para obtener los nutrientes que necesita.

Incluya fruta (y/o verduras) en su desayuno. Añadir fruta a su desayuno es una estupenda opción para empezar el día, ya sea un plátano en los cereales, melón con bayas o una manzana con un bollo. También puede aprovechar el desayuno para consumir abun-

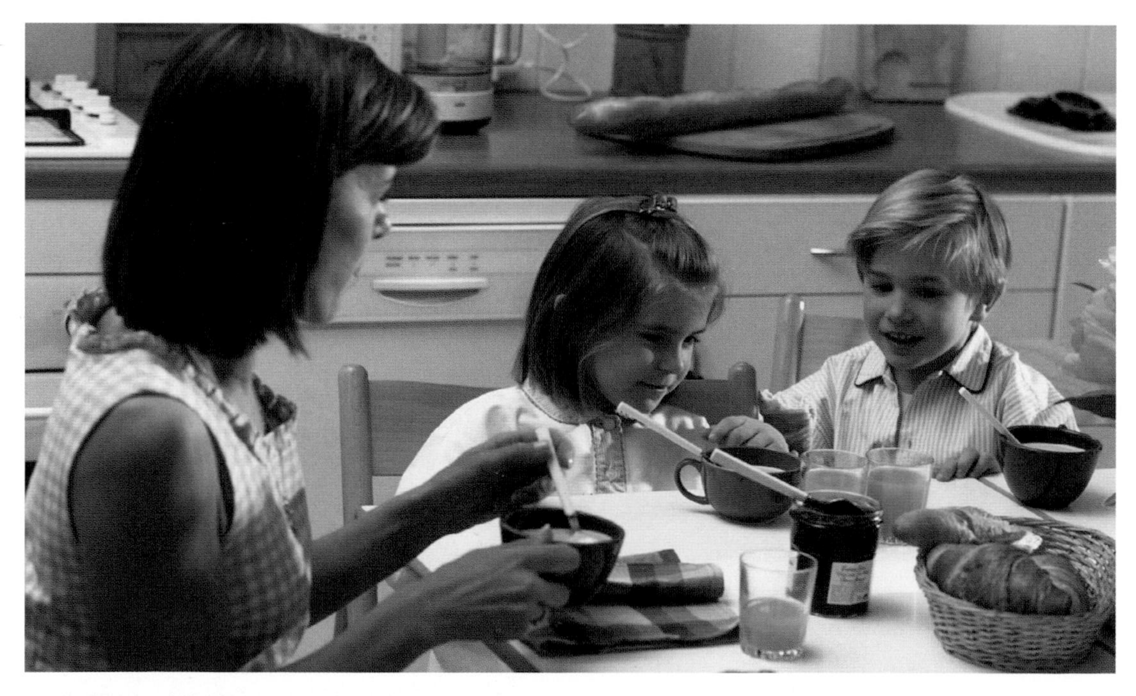

Beneficios del desayuno

Los estudios han demostrado que los niños que desayunan son más sanos, están más felices y rinden mejor en la escuela que aquellos que no lo hacen.

APUNTES SOBRE LA AVENA

La avena es rica en proteína y en fibra soluble. Es una fuente excelente de tiamina o vitamina B1. La fibra que contiene se llama betaglucano, y es particularmente efectiva para reducir el colesterol «malo» o LDL, que es muy peligroso para las arterias coronarias. La fibra de la avena también reduce la hipertensión y ayuda a controlar los niveles de azúcar en la sangre. Además, la avena contiene sustancias fitoquímicas que reducen el riesgo de problemas cardíacos, relajan los vasos sanguíneos y mantienen el flujo sanguíneo.

Consuma avena en cualquier producto que contenga harina de avena, como salvado de avena rico en fibra y un sinfín de cereales y panes. Asegúrese de que en la etiqueta figura «avena integral» y busque productos que tengan al menos 2 g de fibra por ración.

dante verdura, por ejemplo, haga una tortilla con huevos y espinacas.

Introduzca la soja en su vida. Los productos de soja son muy buenos en muchos sentidos, y los desayunos que lo contienen son un buen experimento. Pruebe la leche de soja con los cereales o salchichas vegetarianas.

ALGUNAS IDEAS PARA EL DESAYUNO

Juntemos varias ideas en el desayuno. Recuerde, estas ideas son sólo para empezar. Amplíe su repertorio para el desayuno inspirándose en las demostraciones que encontrará en este capítulo. Como usted se ha vuelto muy consciente de lo que come, ahora deje a su imaginación y a su curioso paladar que le guíen hacia nuevas opciones.

■ **Cereales para el desayuno**. Elija un tipo bajo en calorías, integral y enriquecido en fibra. Acompáñelo con una leche de soja baja en grasas o leche desnatada. Por último, añada fruta fresca y/o seca en el bol.

■ **Café y...** Si su idea de un buen desayuno es una tostada o un bocadillo con café, hágase una tostada o un bocadillo integral. Póngale jamón por encima y, si quiere, añada una pieza de fruta o incluso un plato de fruta. Recuerde: ¡la fibra es su amiga!

■ **Para los niños.** Muchos de los desayunos de este plan son ideales para los niños. Un gran número de ellos son bajos en calorías e integrales. Así que sólo necesita añadir leche de soja o desnatada para dar a su hijo un desayuno bueno para perder peso.

Todas las sugerencias que yo le doy sirven para los niños. De hecho, son una buena manera de que sus paladares opten por desayunos sanos, nutritivos y bajos en calorías.

OBJETIVOS DE SU 1ª SEMANA

- Pésese y apunte su peso inicial.
- Empiece su diario de comidas. Haga que sea personal.
- Realice 10 minutos de ejercicio al día. Muévase.
- Cambie sus hábitos alimentarios siguiendo el programa para desayunos de *Adelgaza en 30 días.*
- Coma algo que nunca había probado durante 3 de los 7 desayunos de la semana.

COMER FRUTA, NO BEBERLA

Compruebe la cantidad de calorías que tiene el zumo de la izquierda. Usted puede comer la fruta, y beberla también por las mismas calorías. Para ello, debe beber una bebida baja en calorías, con menos azúcar y rica en nutrientes y fibra.

Si usted no se siente cómodo con la idea de comer frutas deliciosas, refrescantes y bien provistas de vitaminas, entonces cómprese un exprimidor de zumos. Utilice fruta fresca y pronto conseguirá una bebida con poco azúcar, instantánea y deliciosa.

«La fruta contiene mucha fibra, que es muy beneficiosa para la salud y aporta una sensación de saciedad.»

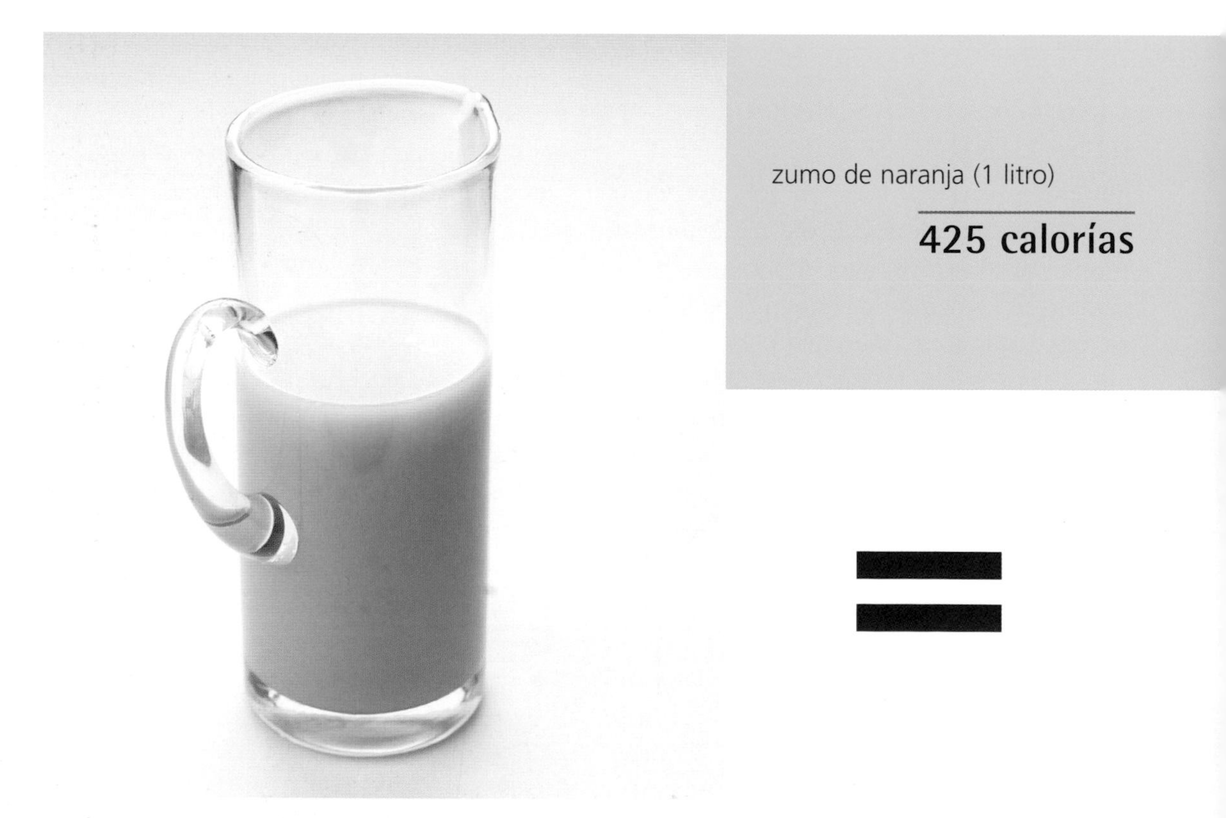

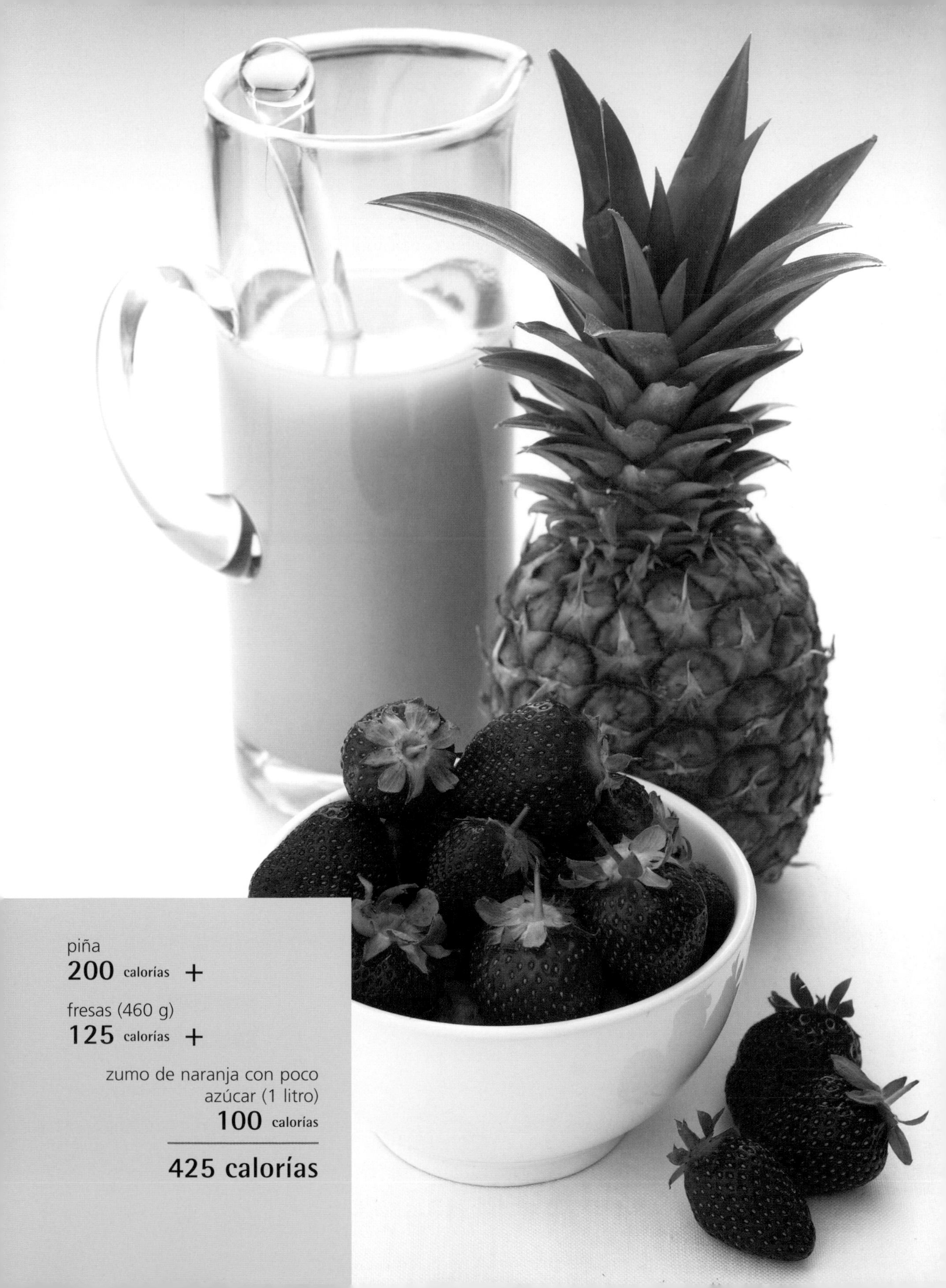

piña
200 calorías +

fresas (460 g)
125 calorías +

zumo de naranja con poco azúcar (1 litro)
100 calorías

425 calorías

SABROSOS CEREALES

Tenga cuidado con los cereales que tienen nombres muy extravagantes. Deben de ser crujientes y sabrosos, pero también hipercalóricos para empezar bien el día. Por el mismo bol de avena, miel y cereales de la izquierda, puede disfrutar de 4 bols de cereales de la derecha,

«Los cereales de avena dulces suelen tener gusto a galleta, por lo que es bastante evidente que contienen muchas calorías.»

con fresas y café. Y otro consejo sobre ese tipo de cereales tan llamativos: apetece mucho comerlos sin necesidad de leche en cualquier momento del día, por lo que son un pecado.

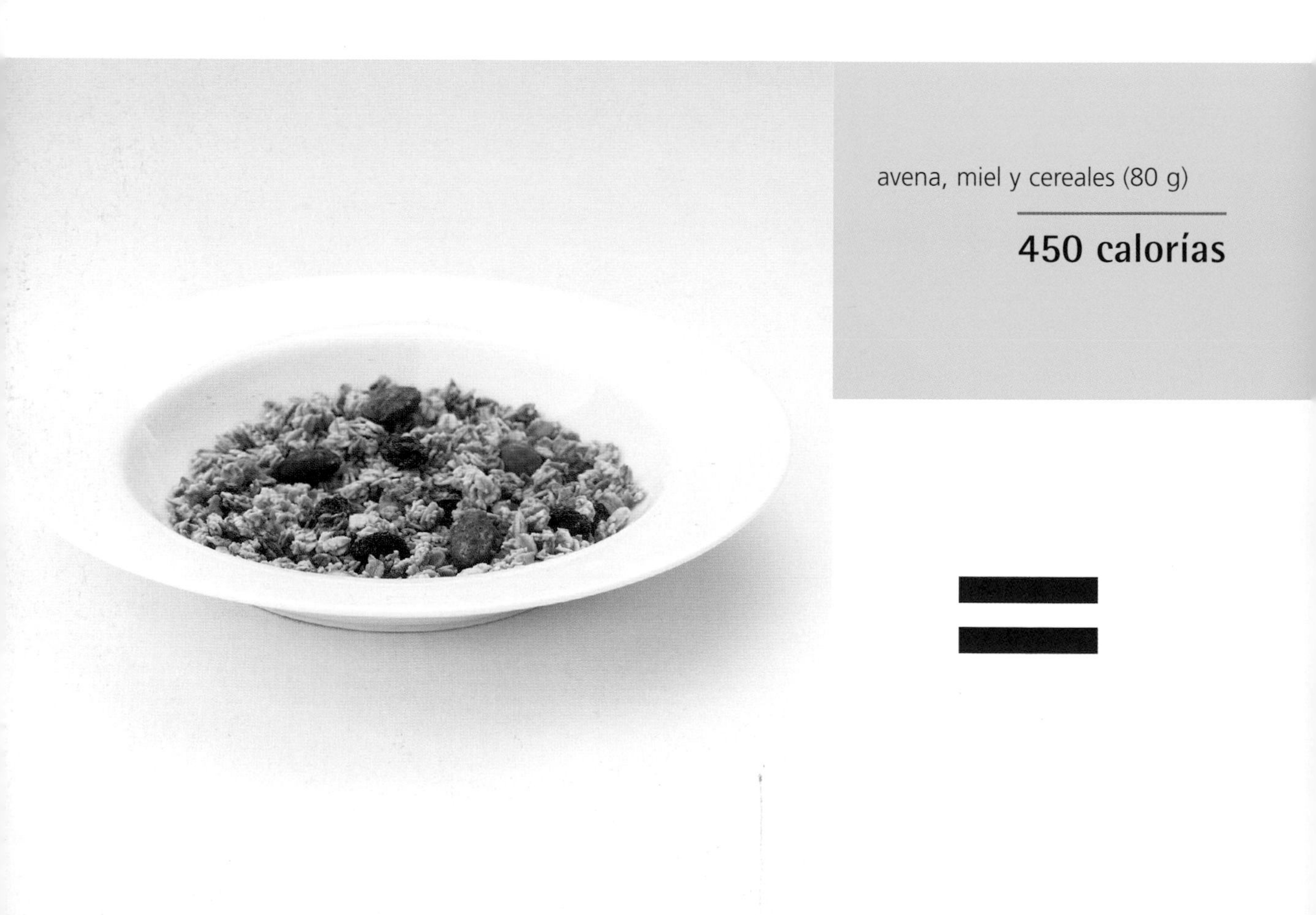

avena, miel y cereales (80 g)

450 calorías

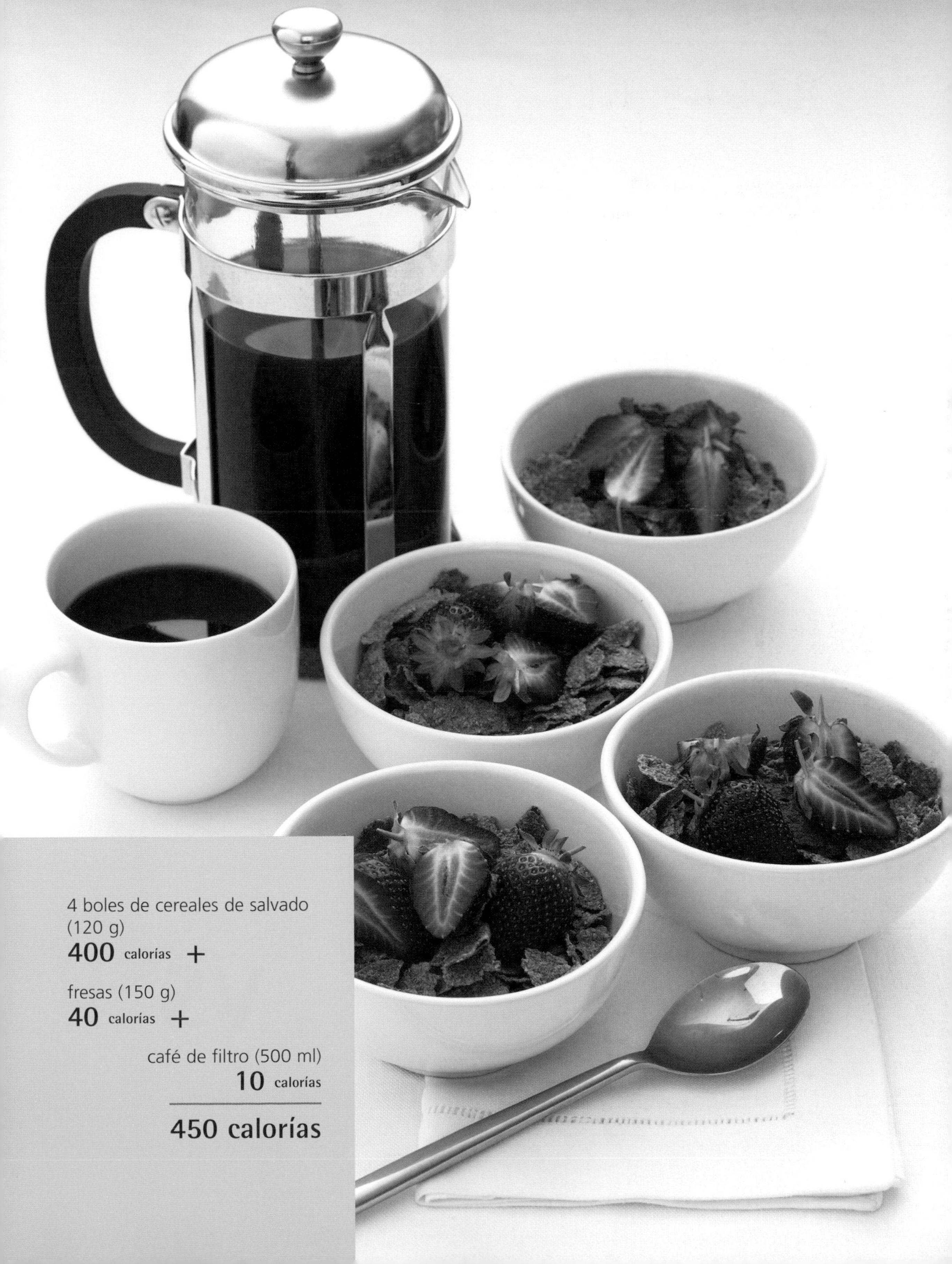

4 boles de cereales de salvado (120 g)
400 calorías +

fresas (150 g)
40 calorías +

café de filtro (500 ml)
10 calorías

---

450 calorías

BAYAS RICAS DE VERDAD

¿Tiene prisa? ¿Tarda más en calentar 2 gofres que en comerse 2 galletas de fruta? ¿Quiere la respuesta? Tarda prácticamente lo mismo. Entonces, ¿por qué engordar más por ahorrar unos segundos? Mejor ahorre en calorías y, de paso, disfrute de un alimento delicioso y nutritivo, como son los gofres, y acompáñelos de una ración generosa de bayas frescas y un chorrito de caramelo líquido.

«Además de vitamina C, muchas fresas contienen ácido elágico, que ayuda a prevenir el cáncer.»

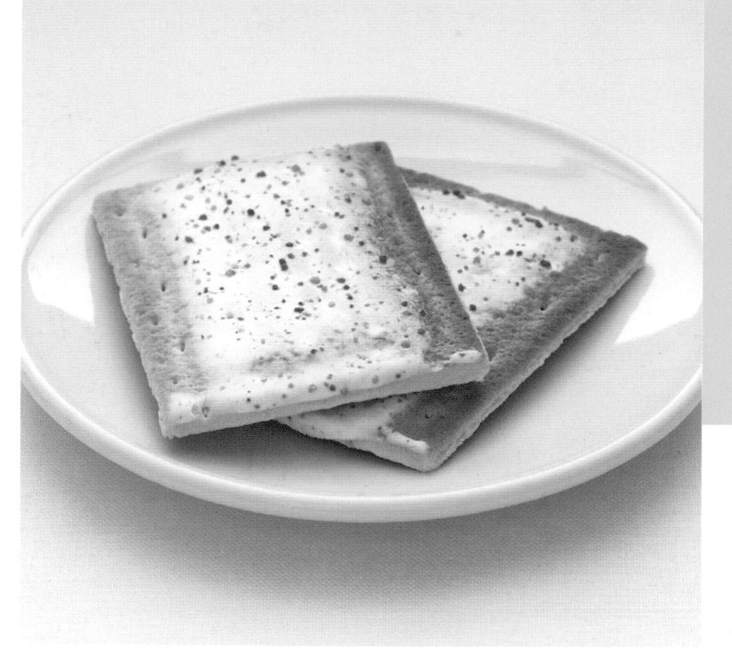

2 galletas de fruta

470 calorías

VS

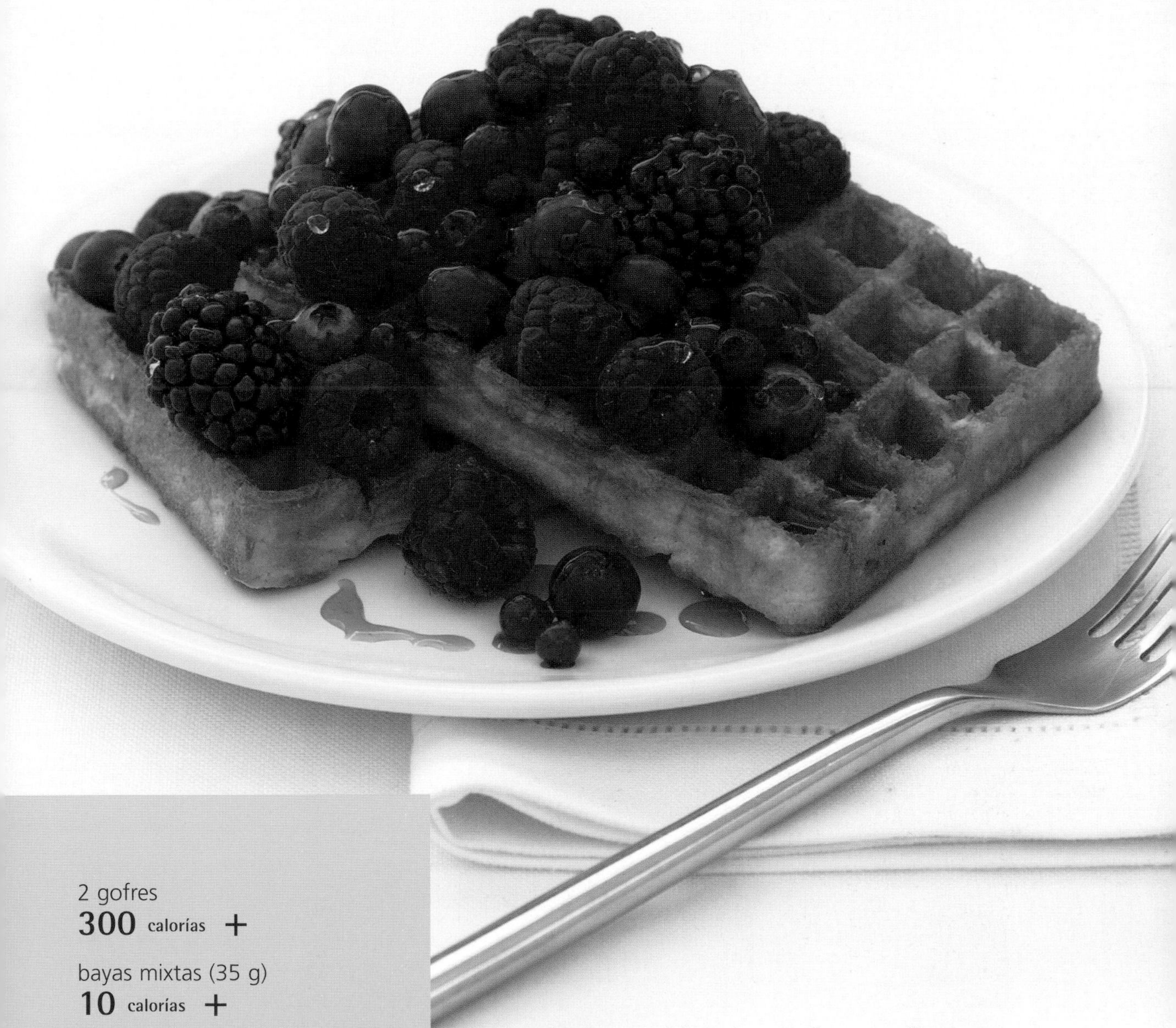

2 gofres
300 calorías +

bayas mixtas (35 g)
10 calorías +

caramelo líquido (1 cucharilla)
60 calorías

370 calorías

«Esta ración de gofres y frutas satisfará su deseo de algo dulce en el desayuno.»

MÁS TOSTADAS

Para tomar conciencia del peso, el pan dietético o integral puede tener una función importante y, además, es más sabroso de lo que la gente se cree. Podría comerse 7 rebanadas tostadas de pan dietético, cada una untada con mermelada baja en azúcar, para igualar en calorías a una sola caña de chocolate. Las cañas de chocolate contienen grasas saturadas, de las «malas», mientras que el pan dietético es rico en fibra.

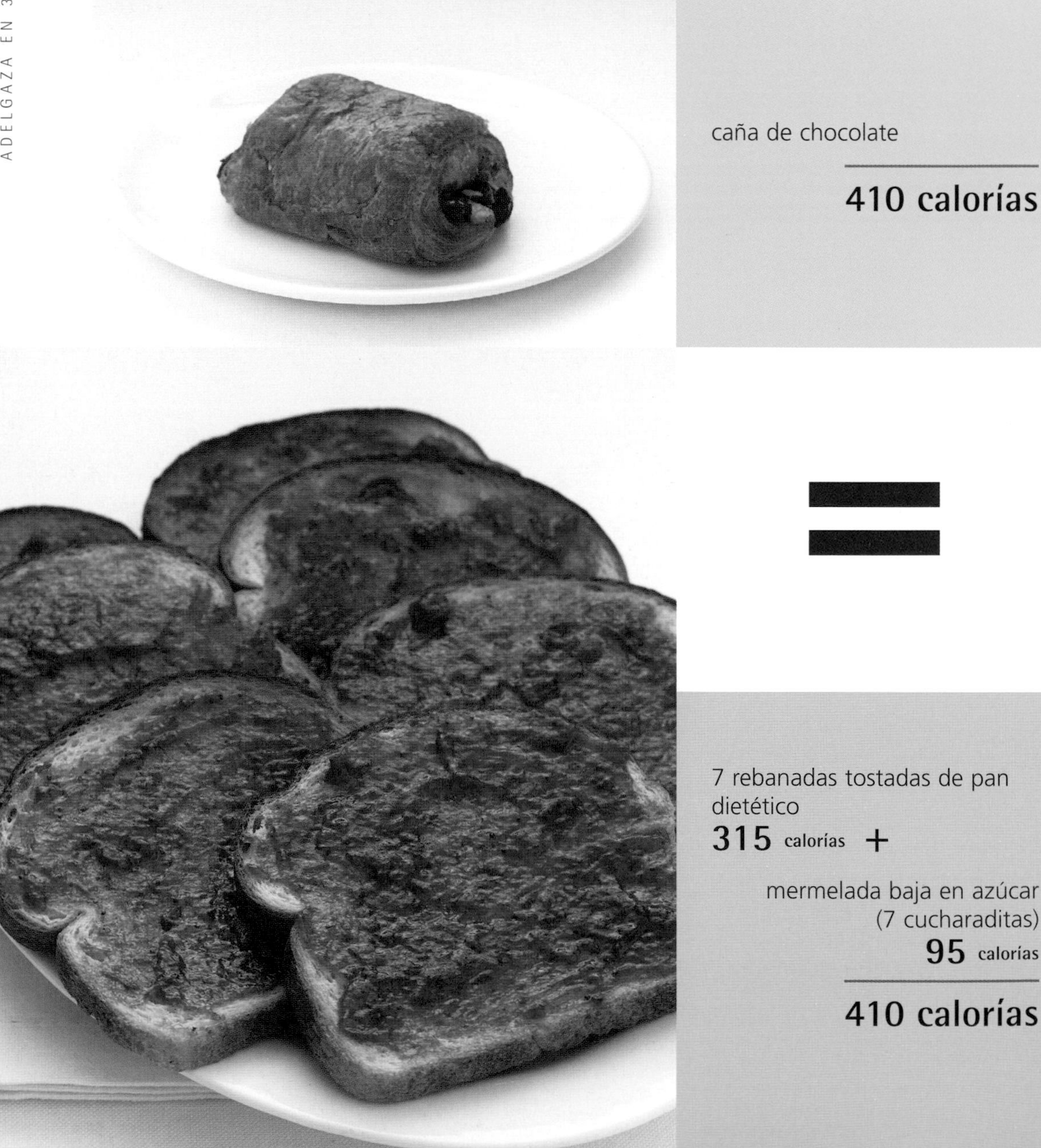

PLÁTANOS POR DONUTS

Los donuts son un dulce muy popular. Solemos comerlos en el desayuno, en la comida... nos gustan en cualquier ocasión. Pero los donuts tienen muchos carbohidratos refinados y no ofrecen grandes beneficios nutricionales. Si lo que busca es algo nutritivo, coma un plátano. Es muy rico en fibra y, en cuanto a calorías, 3 plátanos valen por un donuts de medida estándar.

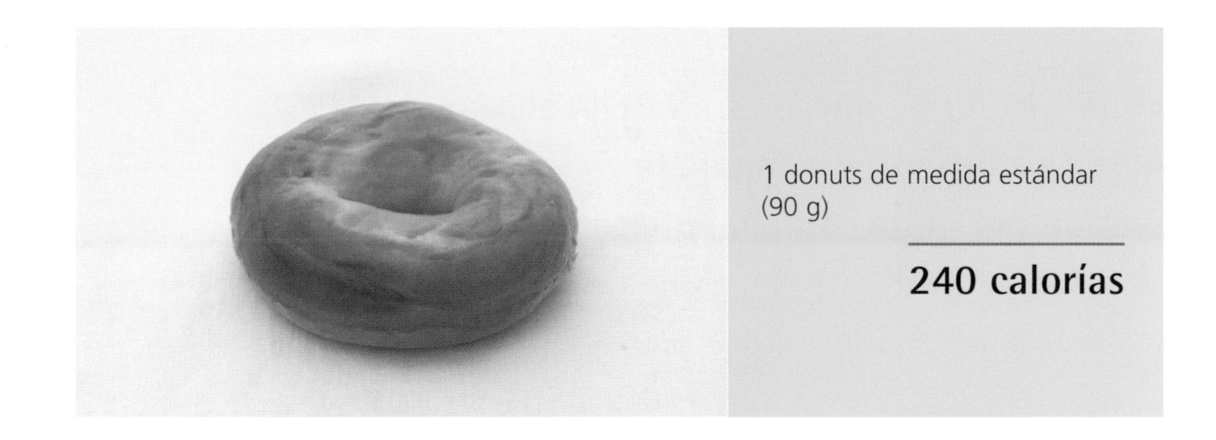

1 donuts de medida estándar (90 g)

240 calorías

=

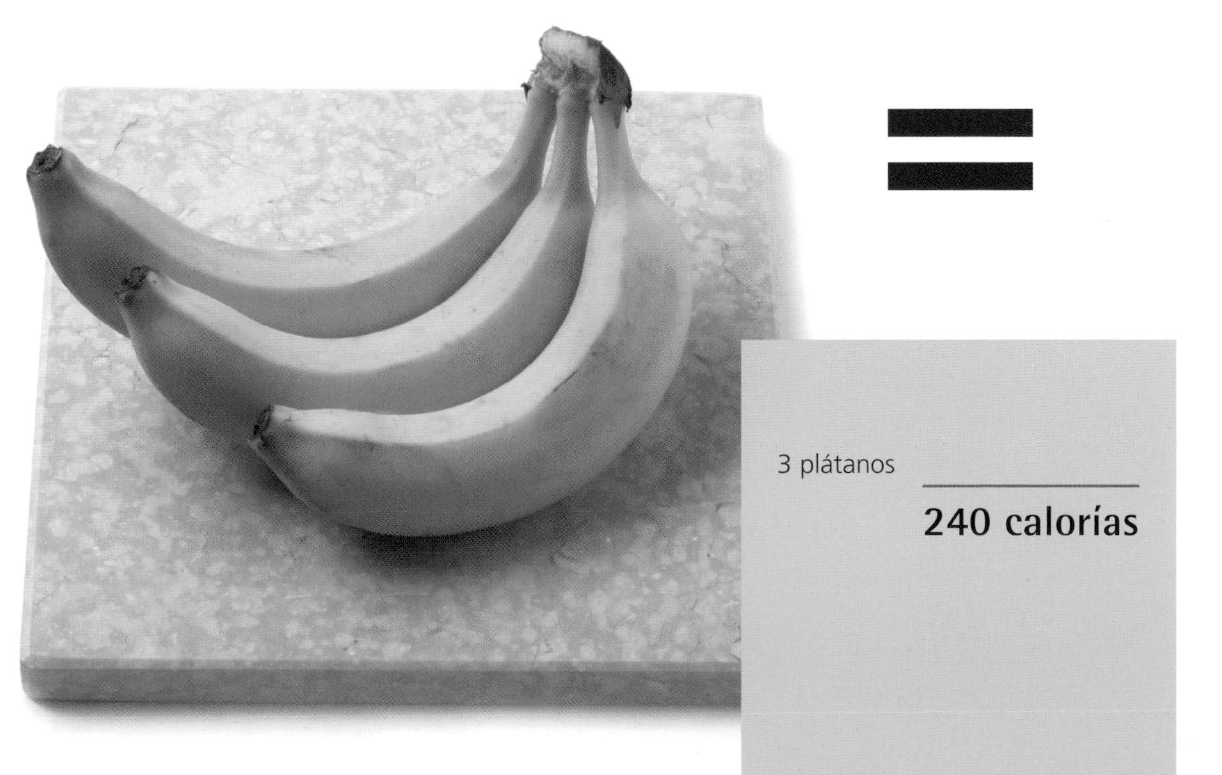

3 plátanos

240 calorías

DESAYUNO CONTINENTAL

Una tortilla de queso es rápida y fácil de preparar. Pero carece de sabor, textura y nutrientes. Además, contiene demasiadas calorías. ¿Por qué no ingerir las proteínas necesarias de un huevo pasado por agua con una pequeña ración de queso (o productos de soja o pescado), más un pan rico en fibra y una ensalada fresca de tomate y pepino? Y, además, tendrá una gran combinación de sabores, una variedad de texturas y un montón de nutrientes.

«Una tortilla de queso es alta en calorías y baja en nutrientes comparada con un huevo pasado por agua con pan, queso y ensalada.»

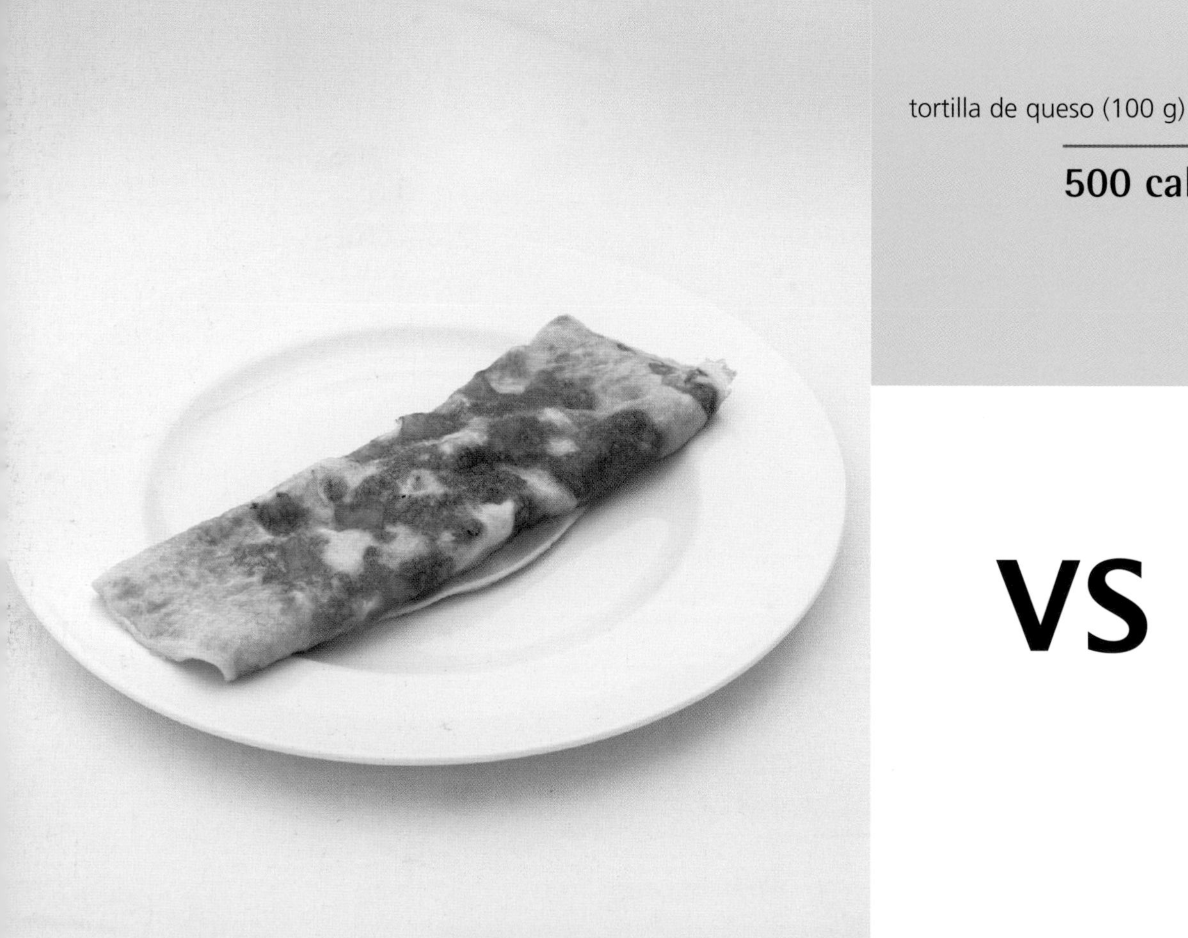

tortilla de queso (100 g)

500 calorías

VS

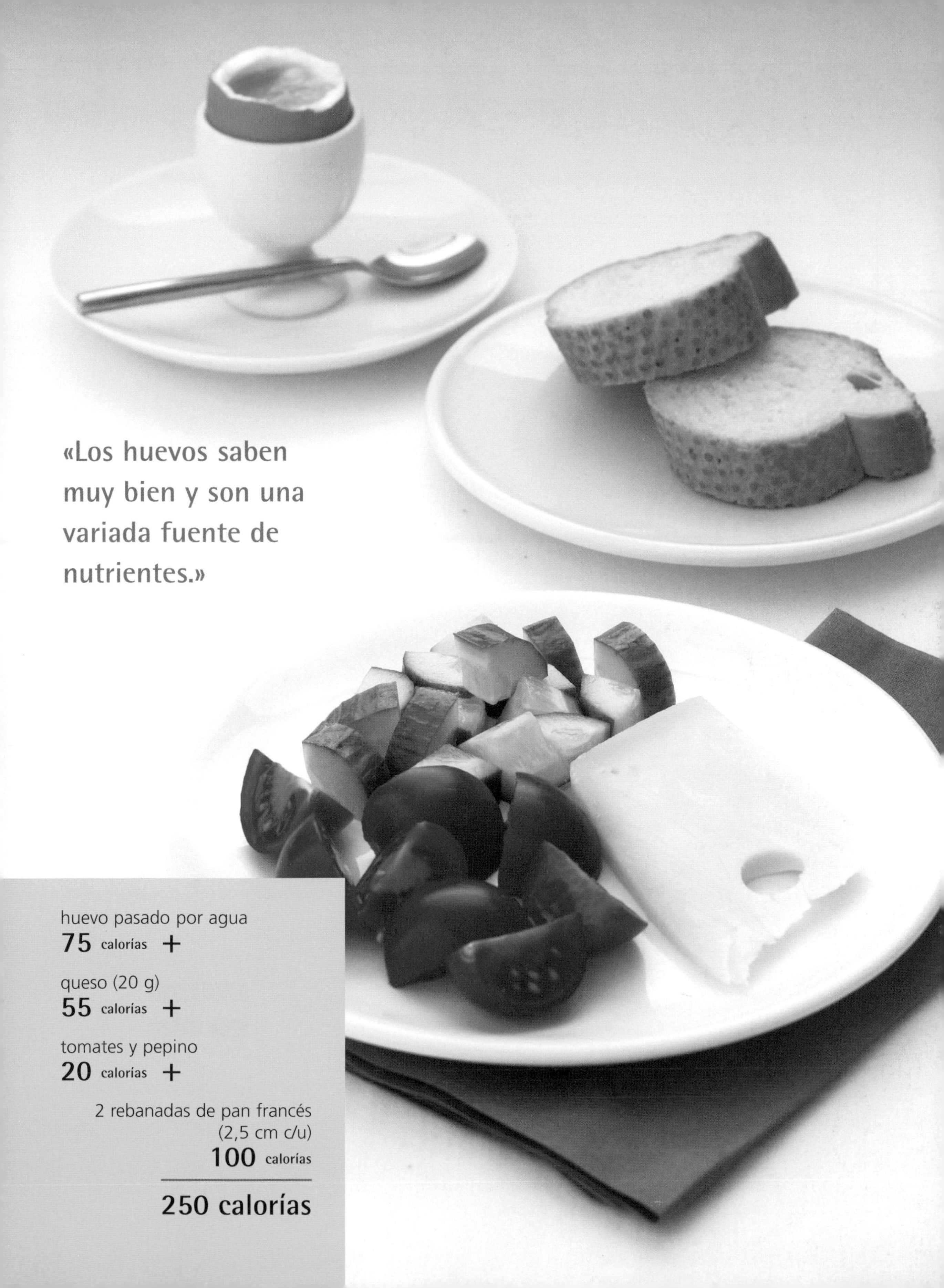

«Los huevos saben muy bien y son una variada fuente de nutrientes.»

huevo pasado por agua
75 calorías +

queso (20 g)
55 calorías +

tomates y pepino
20 calorías +

2 rebanadas de pan francés (2,5 cm c/u)
100 calorías

250 calorías

EL FACTOR FRUTA

Un cruasán con mantequilla es muy apetitoso, ¿verdad? Y no debe de ser el alimento más calórico del planeta ¿o sí? Quizá... Pero, cuando lo compara con un plátano con bayas, una ración de sandía, un yogur y un panecillo integral con mermelada, se dará cuenta de lo que se está perdiendo si opta por el cruasán.
En caso de que tome la comida de la derecha para el desayuno, imagínese lo lleno que se sentirá, y lo bien que aguantará sin comer hasta el mediodía, en lugar de elegir cruasán.

«Más comida por las mismas calorías..., es una ganga, sobre todo si además obtiene más nutrientes.»

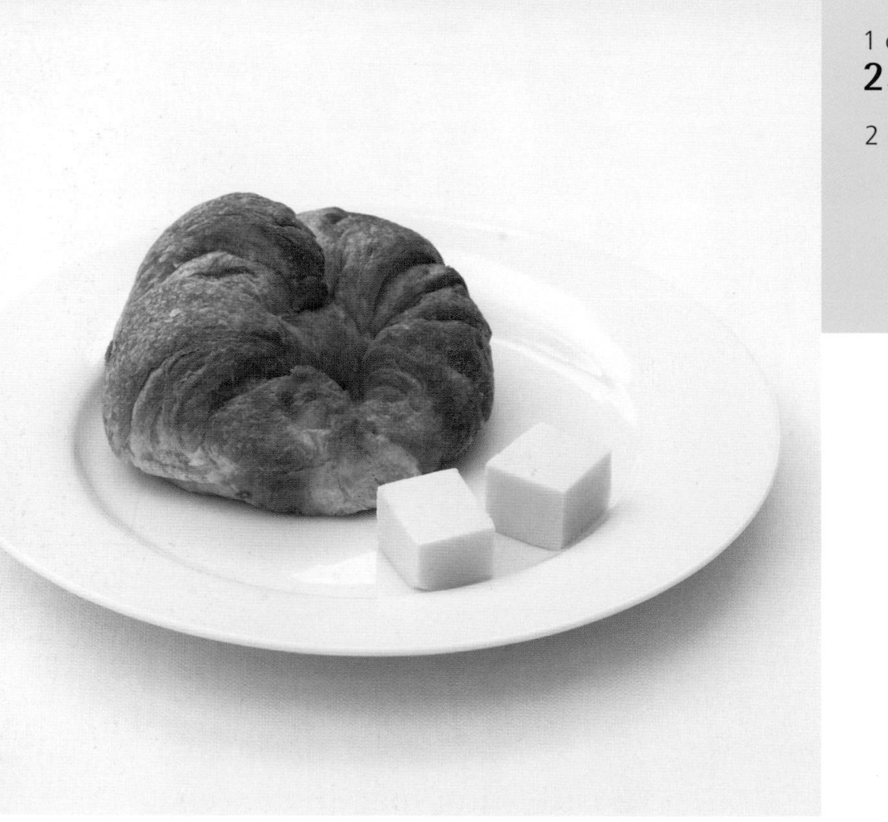

1 cruasán (67 g)
250 calorías +

2 pastillas de mantequilla (48 g)
180 calorías

430 calorías

=

1 plátano con bayas (70 g)
100 calorías +

$^1/_8$ de sandía
30 calorías +

1 yogur natural desnatado (230 g)
160 calorías +

1 panecillo integral (40 g)
100 calorías +

mermelada baja en azúcar
(3 cucharillas)
40 calorías

430 calorías

«Incluir fruta en el desayuno es una muy buena manera de empezar el día. Elija la fruta que más le guste.»

CAPÍTULO 5: 2ª SEMANA: UN NUEVO CONCEPTO DE LAS COMIDAS Y LOS TENTEMPIÉS

AGENDA 2ª SEMANA

Al final de la 2ª semana usted habrá:

- ◆ Visualizado su relación emocional con las comidas.
- ◆ Conseguido que el ejercicio físico sea parte integral de su vida.
- ◆ Probado otras opciones alimenticias, como la soja.
- ◆ Descubierto nuevos tentempiés.
- ◆ Perdido bastante peso.

Esté en el trabajo, en casa o en un restaurante de cinco tenedores, esté comiendo algo por la calle, cocinando algo o esperando a que le sirvan, la comida puede y debe ser sabrosa, agradable y saludable a la vez que baja en calorías. De hecho, la comida del mediodía es una ocasión ideal para poner en práctica los principios de este libro.

DE LA HORA DE LA COMIDA A LA MERIENDA: 7 PASOS PARA CONTROLAR LA SITUACIÓN

No se trata sólo de decidir qué comer al mediodía. Después de todo, ya ha llegado a la 2ª semana del programa de 4 semanas o 30 días que cambiará su vida, su relación con la comida, su apariencia y cómo se siente.

Si este programa fuese una dieta, y ya la hubiese cumplido durante una semana, se sentiría un poco insatisfecho. Pero nuestro programa no elimina ciertos alimentos, sino que le brinda nuevas opciones. Usted no está haciendo dieta, usted ha emprendido un viaje y está a punto de llegar al segundo destino.

Necesita un nuevo objetivo para no perder la energía

Cada destino, es decir, cada una de las semanas de *Adelgaza en 30 días*, le enseñará algo nuevo.

La semana pasada le ofrecí 5 pasos para iniciar el cambio que necesitaba y cambiar la concepción del desayuno. Esta semana, le ofrezco 7 pasos para cambiar su concepto sobre las comidas y los tentempiés y para controlar siempre la situación.

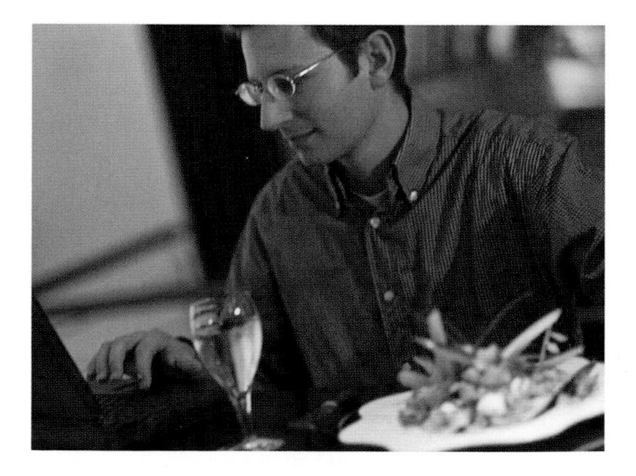

Organizar su horario de comida

Se encuentre donde se encuentre a la hora de comer, para seguir el programa debe comer algo delicioso y nutritivo.

PASO 1: ¿QUÉ SE SIENTE REALMENTE?

La 1ª semana fue el inicio de un cambio fundamental en su vida, una innovación. Usted se sentía entusiasmado y sentía curiosidad. Y perdió peso. Tuvo éxito. Pero ésta es la 2ª semana.

Ahora, ¿qué? Necesita un nuevo objetivo para no perder la energía. Es el tipo de energía generada por el cambio positivo.

Parte de la razón del desánimo puede encontrarse en el diario que escribió durante la 1ª semana. Eche un vistazo a la libreta, prestando especial atención a las descripciones: grado de hambre, la gente con la que comió, sitios, estado de ánimo, nivel de actividad... ¿Puede encontrar una pauta emocional para estas situaciones? La doctora Adele Fink, la psicóloga de la que ya he hablado, recomienda pensar en las pautas emocionales en términos de 4 categorías de sentimientos: triste, desesperado, malo y contento. ¿Su pauta emocional le indica que tiende a comer alimentos hipercalóricos cuando se siente triste, solo, perdido, aburrido o infeliz consigo mismo? ¿Comió de más si estaba enfadado o furioso? ¿Comió de más si se sentía ansioso o tenía miedo de algo, quizá por culpa de su vida estresante? ¿Comió de más para celebrar algo en concreto o porque se sentía contento? En otras palabras, ¿cuáles son los sentimientos que gobiernan su manera de comer, o sea, las influencias que recibe, las elecciones que hace y las comidas que le satisfacen? Una vez que usted aprenda a desconectar sus sentimientos a la hora de comer, en la 2ª semana podrá llevarse mejor con ellos. En vez de «comer» sentimientos, aprenderá a sentirlos. Y conducirá el acto de comer a su función original: nutrición y deleite.

En vez de «comer» sentimientos, aprenderá a sentirlos

PASO 2: ROMPER EL CICLO

También les he hablado de Susan Amato, la psicoterapeuta que trabaja conmigo en mi consulta de Nueva York. Como dice Susan: «El cambio es la esencia de *Adelgaza en 30 días*. Y, para mantener el ritmo, debe haber un cambio continuo». En la 2ª semana, Susan sugiere que se rompa el ciclo de sus hábitos alimentarios que le han proporcionado mayores dificultades. Ella cita el caso de una paciente que picaba alimentos altos en calorías

COMBATIR EL CÁNCER CON EL EJERCICIO

Se sabe que el ejercicio físico mejora la salud del corazón y quema calorías. Una investigación reciente ha demostrado que el ejercicio aeróbico regular, como caminar, trabajos domésticos e incluso de jardinería, puede combatir el cáncer. Otro estudio que siguió a 20.000 hombres, durante más de 10 años, encontró que si el corazón y los pulmones no se mantenían activos existía el doble de riesgo de morir de cáncer. Un tercer estudio, basado en 25.000 hombres, halló que los que padecían problemas de salud tenían 4 veces más riesgo de morir de cáncer que los que estaban en forma.

¿Por qué? Los científicos creen que el ejercicio que reduce la grasa del cuerpo puede proteger contra el cáncer, porque hay unas sustancias carcinógenas que pueden acumularse en la grasa de las células. Así que no se quede sentado, ¡levántese y haga ejercicio!

constantemente mientras preparaba la cena a la familia. La sugerencia de Susan fue que preparara la cena antes de ir a trabajar por la mañana. Estos cambios permiten a los pacientes cambiar el chip y tomar conciencia de lo que ingieren.

El mero acto de cambiar, es decir, romper el ciclo, reporta grandes beneficios. Hace olvidarse de las dificultades y concentrarse en los objetivos. Y, como el programa está totalmente relacionado con el cambio, habrá tenido éxito. Así que romper el ciclo es un paso importante para controlar la situación.

Es su vida, su peso
y su programa

PASO 3: ENCONTRAR LA PROPIA VOZ

En la 1ª semana hablamos sobre honrarse a sí mismo, es decir, tomarse tiempo para uno mismo y cuidarse.

En la 2ª semana, ha llegado la hora de ir un poco más lejos: encuentre su propia voz y escúchela. He aquí tres reglas para encontrar su voz:

- **Cualquier interés que demuestre su familia, sus amigos, en cuanto a los cambios que usted está haciendo para seguir el programa *Adelgaza en 30 días* le será de mucha ayuda.** Esto significa que no le critiquen. También significa que no le irriten diciendo cosas como «¿Estás seguro de que comerás sólo ese trozo de tarta de queso?». Como bien sabe, esas críticas inocentes no le benefician. Diga a todo el mundo con claridad que es su vida, su peso y su programa para perder peso. Por tanto, usted aceptará ayuda incondicional o silencio absoluto. Y lo mismo ocurrirá con sus hijos si siguen el programa: es su vida, su peso y su programa para perder peso, así que ofrézcales ayuda incondicional, no negatividad.
- **Establezca límites claros.** Deje de ser el felpudo de su casa. Recuerde la mujer en bicicleta del capítulo anterior que nunca encontraba tiempo para sí misma. Es fundamental separar las facetas de su vida que le pertenecen de las que permiten la influencia de otras personas. Si establece correctamente los límites, habrá valido la pena el esfuerzo que está haciendo para perder peso.
- **Recuerde que la balanza del lavabo no es el único barómetro de éxito.** La báscula sólo mide la pérdida de peso. Pero la

LA GIMNASIA EN SU JARDÍN O TERRAZA

Plantar, sembrar, cortar el césped, podar... Invierta cierto tiempo trabajando en su jardín y habrá hecho un ejercicio integral, ya que moverá todo el cuerpo. Los científicos confirman que las tareas de jardinería mejoran la actividad del corazón y de los pulmones, aumentan la flexibilidad y la resistencia y mejora su capacidad muscular. Piense en estas dos cuestiones: en primer lugar, agáchese flexionando las rodillas, no la espalda; y, en segundo lugar, alterne los movimientos, o sea, no se quede todo el día haciendo la misma actividad. Así pues, haga un poco de cada cosa, plante, siembre, pode... Mantenga esta rutina de continuo cambio para evitar lesiones.

verdadera medida del éxito es que ha iniciado el viaje para estar en forma.

PASO 4: HORA DE ESCRIBIR SU 2ª SEMANA EN EL DIARIO DE COMIDAS

Su diario de la 1ª semana fue muy útil para sumergirse en el programa. El objetivo del diario de comidas de la 2ª semana es que no deje de prestar atención consciente a la elección de las comidas para incorporar los hábitos de *Adelgaza en 30 días*. En la página siguiente encontrará la tabla modelo para el diario de comidas de la 2ª semana.

Lo más importante del diario de la 2ª semana es lo que aprenderá cuando lo repase al acabar esta semana. ¿Por qué aprenderlo al final de la semana? Porque usted puede llegar a justificar una opción de comida alta en calorías o un alimento «malo» en el momento en que lo come. Pero cuando revise el diario de la 2ª semana sabrá con qué frecuencia ha hecho elecciones incorrectas y qué excusa se ha puesto para comer esos alimentos. Por tanto, usted sabrá cómo cambiar esos malos comportamientos que le han llevado a esas elecciones.

PASO 5: EJERCICIOS COTIDIANOS

Los ejercicios cotidianos son los que hace en su casa, cuando va de compras o cuando está trabajando. En la 2ª semana de *Adelgaza en 30 días con la dieta visual*, quiero que empiece a pensar en estas actividades físicas, que tome conciencia de ellas, y que las haga con cuidado y deliberación.

Los ejercicios cotidianos incluyen los tres componentes fundamentales de la actividad física: ejercicio aeróbico, para fortalecerse y para aumentar la flexibilidad. ¿Por qué son fundamentales? El ejercicio aeróbico, como caminar, ir en bicicleta, bailar y subir escaleras, activa el corazón, los pulmones y el sistema circulatorio mientras aumenta su resistencia.

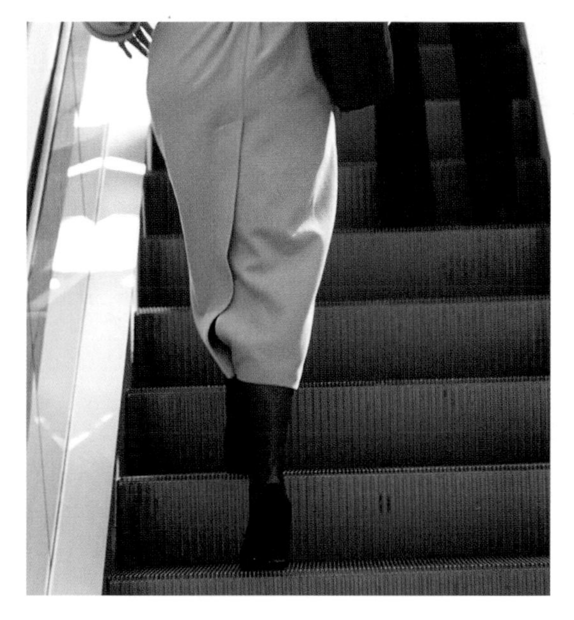

Vivir en forma
No hay que incorporar los ejercicios cotidianos a la vida, ya que se hacen a diario, por ejemplo, caminando o subiendo escaleras.

El ejercicio para fortalecerse, como levantar pesos o cargar la compra, construye el tejido muscular mientras se desarrollan estos músculos. Es mejor que quemar calorías. Incluso más, este tipo de ejercicio contrarresta la pérdida de masa muscular y el potencial desarrollo de la osteoporosis, ambos señales de una edad avanzada. Y en cuanto a los ejercicios para aumentar la flexibilidad, nada mejor que un ligero ejercicio de yoga para arrancar las malas hierbas del jardín, colgar cuadros o hacer la cama. Estos ejercicios son la clave para prevenir la ociosidad, mejorar el equilibrio y la coordinación y estar en forma mientras se envejece.

Cuanto más ejercicio cotidiano haga, más podrá hacer

Por todo ello conviene hacer ejercicio cotidiano automáticamente al igual que se eligen las comidas bajas en calorías.

Para esta 2ª semana de su programa de 30 días le doy dos asignaciones.

■ **Manténgase en movimiento.** La semana pasada usted empezó a andar. Esta semana, asegúrese de caminar activamente al menos 10 minutos al día.

■ **Incorpore el ejercicio físico a su vida.** Siempre que tenga una oportunidad de quemar calorías, aprovéchela. Tome conciencia de que está haciendo ejercicio y téngalo en cuenta.

PASO 6: ¿QUÉ HAY PARA COMER?

Es mediodía y ya tiene hambre. Ha estado en el trabajo, limpiando la casa o simplemente de un lado para otro. Quiere comer, sobre todo si no ha desayunado bien.

En cuanto a la comida, pruebe cosas diferentes. Preste atención: al menos 4 días de los 7 de la semana, coma algo que nunca haya probado, ya sea porque no sabía ni siquiera que existía, ya sea porque no le interesaba. Y que una de estas 4 innovaciones sea un producto de soja, como, por ejemplo, una hamburguesa, tofu o un kebab vegetal.

Aparte de esta consigna, el resto de elecciones son libres. A continuación, expongo una guía que ha sido satisfactoria para todos los «graduados» en *Adelgaza en 30 días*.

■ **Elija sopa y ensalada.** Se trata de una buena opción. La combinación es una comida alta en fibra, que satisface y llena el estómago, nutre el

2ª SEMANA DEL DIARIO DE COMIDAS

Fecha/Hora	Comida (preparación y ración)	Comentarios

cuerpo y mantiene el equilibrio de calorías necesario.

Cuando hablo de sopa hablo de una poción con mucho cuerpo. Si su elección contiene legumbres y verduras, usted está ingiriendo un suplemento de fibra, nutrientes y sumamente satisfactorio. Una buena sopa es una comida en sí misma, pero si usted no lo ve así agregue una ensalada.

> Una buena sopa es una comida en sí misma

■ **Ponga verduras a la ensalada.** Tenga cuidado con los aderezos altos en calorías. Cuando menciono a verduras me refiero a las crudas, marinadas..., lechuga, zanahorias, pimiento, remolacha, setas, corazones de alcachofas y coles.

■ **Asegúrese de que el aliño sea bajo en calorías.** Un aliño de aceite y vinagre no es necesariamente más bajo en calorías que las mayonesas. Si usted pone aceite y vinagre vaya cuidado con el aceite, considere que una cucharilla tiene 120 calorías. Un aderezo de vinagre, clásico, tiene entre 70 y 100 calorías por cucharilla. Si come fuera, pida un aliño dietético.

■ **Invéntese un bocadillo.** En lugar del bocadillo habitual que suele llevar mucho queso y jamón, satisfaga su tentación rellenándolo de una ensalada, a su gusto, y usando pan integral en vez de rebanadas con muchas calorías.

■ **Sepa que no todas las hamburguesas son de carne.** La hamburguesa de carne es alta en calorías y puede resultar cara para su salud, especialmente en cardiopatías. Entonces, ¿cuáles son las alternativas? Hay montones. Intente tomar una hamburguesa de pavo, un bocadillo de atún, de setas o vegetal.

PASO 7: EL TENTEMPIÉ ENTRE COMIDAS

Son las tres de la tarde y usted tiene hambre, aunque ha comido hace pocas horas. Necesita comer, ¿pero cómo puede satisfacer su deseo y mantener un consumo bajo de calorías?

Posiblemente, la mejor opción sea una fruta. La fruta contiene mucha fibra, es muy buena para la salud y para darle la sensación de «saciedad».

Pero si la fruta no le satisface lo suficiente le recomiendo los dulces dietéticos o los postres congelados bajos en calorías. Contar las calorías es muy bueno para los que controlan su peso: una piruleta tiene entre 50 y 60 calorías, mientras que un polo tiene entre 30 y 40 calorías. Si le apetece algo salado, piense en los palitos, típicos de la dieta mediterránea; tienen menos de 30 calorías.

OBJETIVOS DE LA 2ª SEMANA

- ◆ Repase la 1ª semana en el diario de comidas, ¿cuáles son los sentimientos que usted asocia con las comidas?
- ◆ Rompa la rutina de los hábitos patógenos y controle la situación.
- ◆ Busque su voz: afirme sus necesidades.
- ◆ Comience su 2ª semana de diario de comidas.
- ◆ Camine a buen paso, al menos, durante dos minutos al día, y empiece a hacer ejercicio como una parte integral de su vida.
- ◆ Cuatro días de la semana incorpore algún nuevo artículo en la comida. También tome una sopa, una combinación de verduras en la ensalada y productos de soja.
- ◆ Cambie sus tentempiés por frutas, dulces dietéticos o postres congelados bajos en calorías.

SETAS MÁGICAS

Las setas Portobello (hongos gigantes italianos) tienen un sabor muy agradable y son otra alternativa para no comer carne. Ponga al pan de cereales una seta a la parrilla con mostaza de Dijón; conseguirá dos tercios menos de calorías que si comiese el pan con un rosbif. Reemplace la carne por una opción como ésta una vez al día y perderá peso irremediablemente.

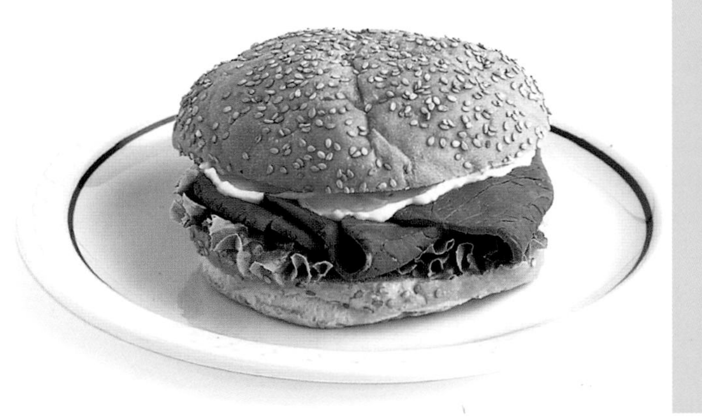

lonchas de rosbif (75 g)
280 calorías +

pan de cereales
180 calorías +

mayonesa (2 cucharadas)
220 calorías

680 calorías

VS

setas Portobello
20 calorías +

pan de cereales
180 calorías +

mostaza de Dijón (1 cucharada)
20 calorías

220 calorías

EL TAMAÑO IMPORTA

Usted tiene prisa. Necesita preparar algo rápido. Mire el pequeño dado de queso de abajo. No requiere preparación y lo puede acabar enseguida y seguir con hambre. Otra opción es un bol de una sopa nutritiva con una rebanada de pan francés. Contiene las mismas calorías, representa más comida y es una manera más sana de comer cuando no tiene tiempo.

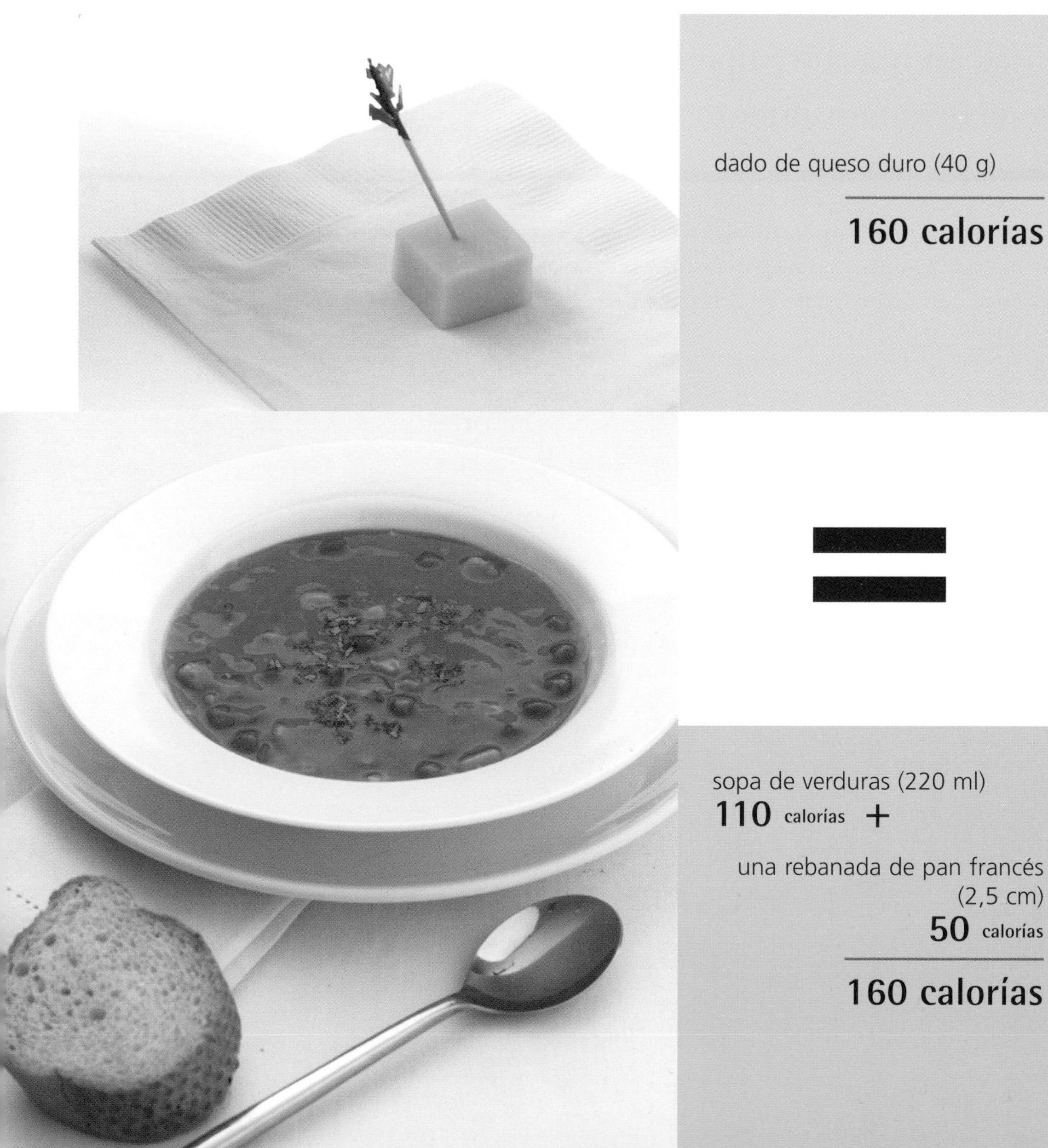

dado de queso duro (40 g)

160 calorías

=

sopa de verduras (220 ml)
110 calorías +

una rebanada de pan francés (2,5 cm)
50 calorías

160 calorías

FRITURA FANTÁSTICA

El Croque Monsieur es la tostada francesa clásica equivalente al bocadillo de jamón y queso. Nos recuerda un ambiente parisino, lleno de gente, en los días de sol, y ese olor tan típico de las calles cuando usted tiene hambre. Pero la realidad es que el jamón y el queso del Croque Monsieur tienen un alto precio calorífico. Por el mismo número de calorías, ¿por qué no prueba una comida más nutritiva?

«A todos nos gusta el queso y sabemos que es rico en grasa (el tipo de grasa saturada que deberíamos intentar evitar).»

Comience con un delicioso bol de sopa de cebolla antes de decidirse por una buena porción de tortilla italiana y una ensalada con aliño bajo en grasa. Como si no fuese suficiente incentivo, podría acompañar su comida con una copa de vino blanco. *Bon appetit!*

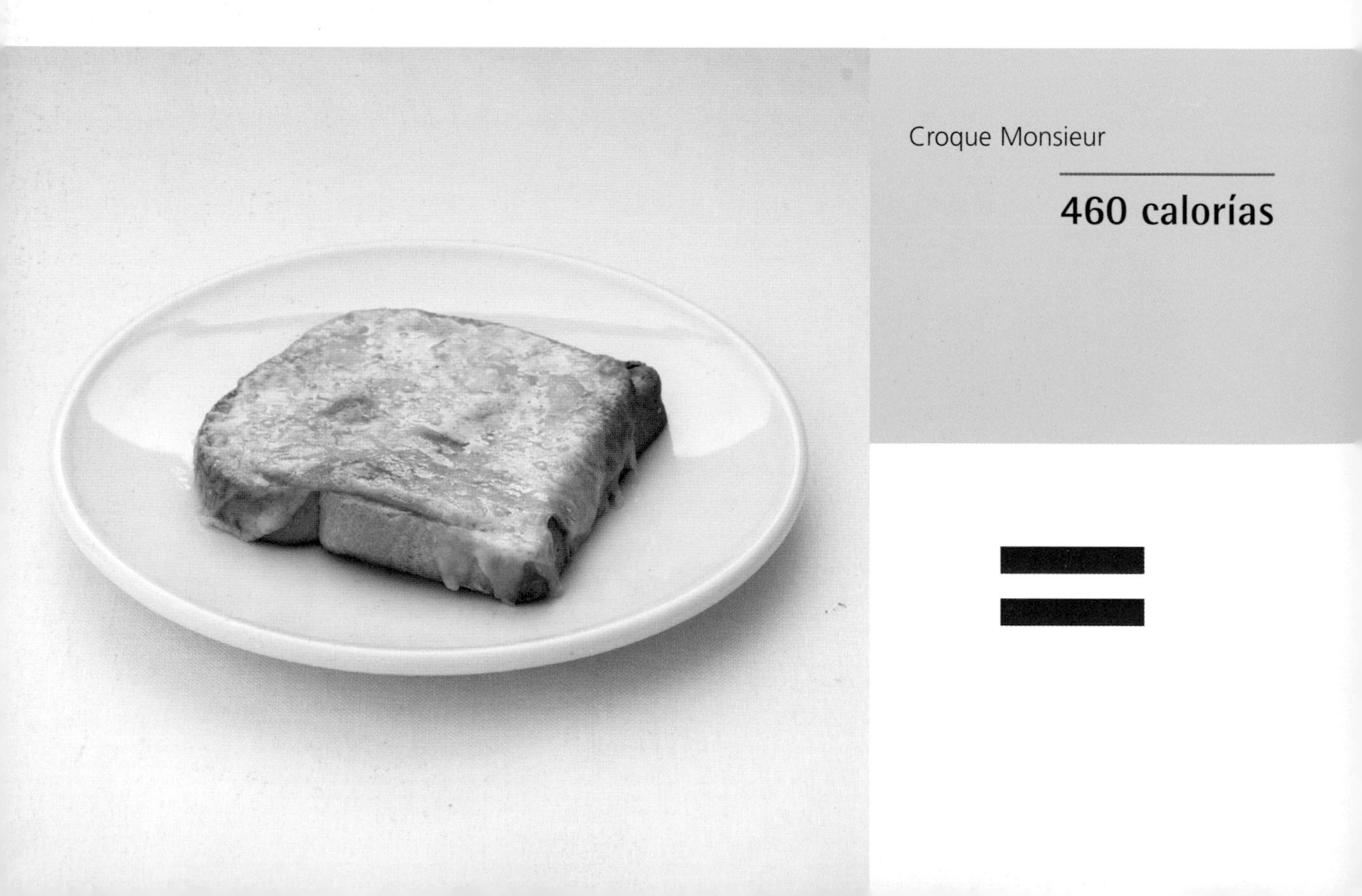

Croque Monsieur

460 calorías

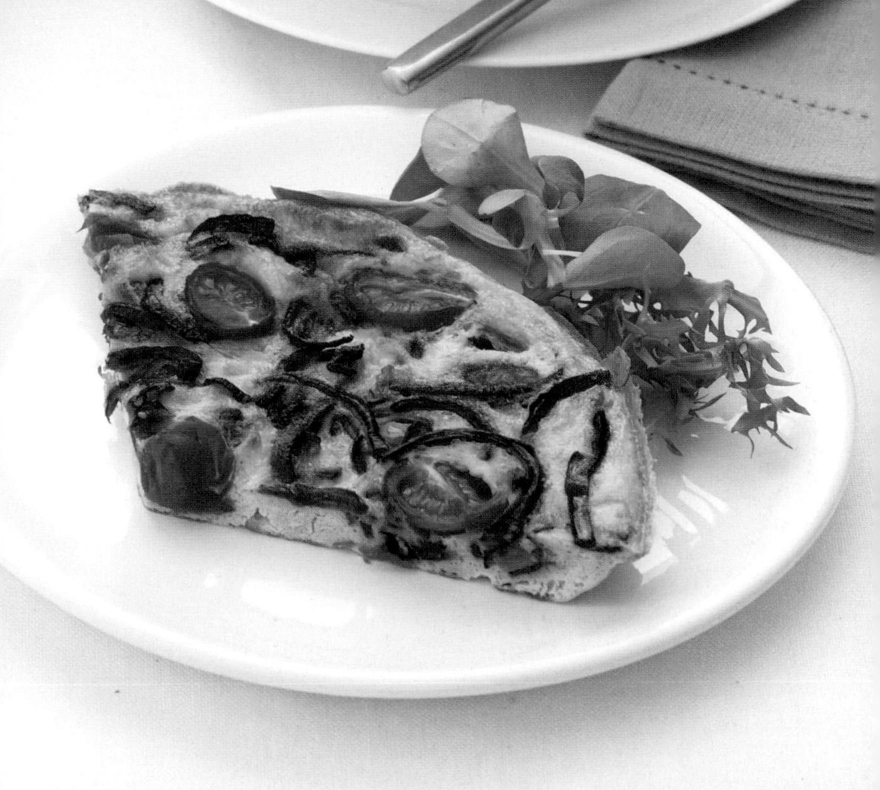

tortilla italiana (*frittata*) (130 g)
240 calorías +

sopa de cebolla (200 ml)
55 calorías +

ensalada
30 calorías +

aliño bajo en grasa (3 cucharadas)
35 calorías +

vaso de vino blanco (125 ml)
100 calorías

460 calorías

ES UN BURRITO

Los burritos se han convertido en una elección para las comidas y tentempiés, pero algunos pueden contener muchas calorías a pesar de su pequeño tamaño. El burrito vegetal supera a la tortilla Brie para burrito en cuanto a calorías y salud se refiere. Es conveniente tomarlo de verduras con una ración de humus, extra, que le agregaría un mínimo de calorías.

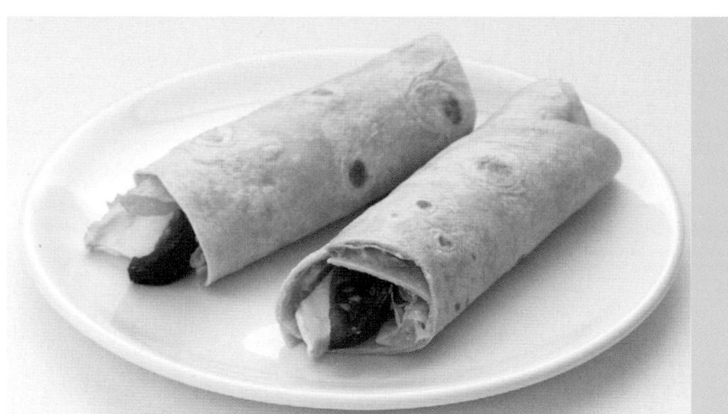

tortilla Brie para burrito (55 g)

740 calorías

VS

tortilla vegetal para burrito (55 g)
170 calorías +

pimientos mixtos a la parrilla (20 g)
20 calorías +

cebollas rojas a la parrilla (30 g)
10 calorías +

tomate y lechuga
20 calorías +

humus (25 g)
50 calorías

270 calorías

SOJA EMBRUJADA

¿Ha comido usted siempre hamburguesa de queso con beicon? Pues siempre ha derrochado calorías. Elimine dos tercios de las calorías simplemente cambiando la elección. Elija la hamburguesa de soja, que es saludable, rica en proteínas, contiene muchos nutrientes y ayuda a prevenir muchos tipos de cáncer.

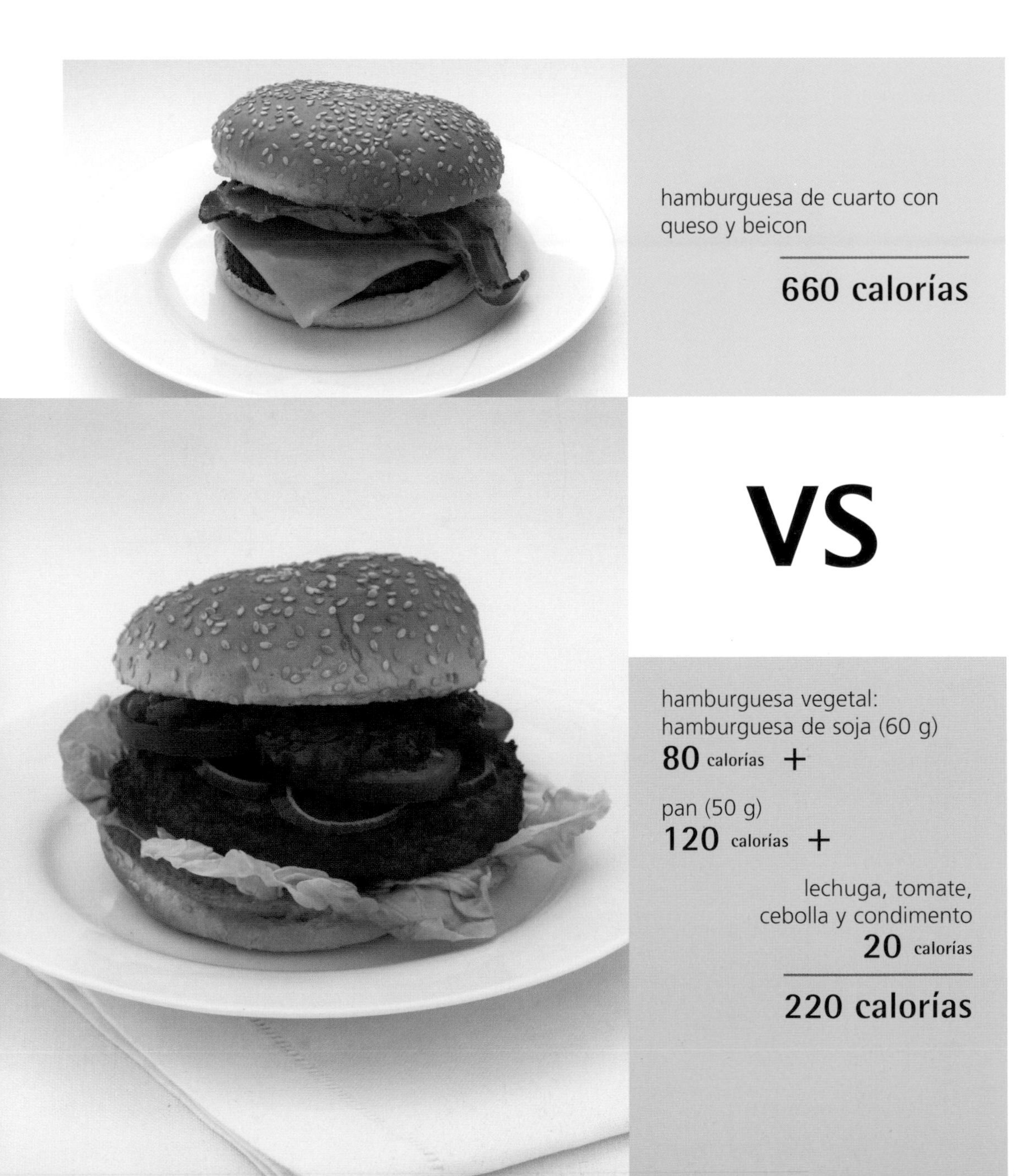

hamburguesa de cuarto con queso y beicon

660 calorías

VS

hamburguesa vegetal: hamburguesa de soja (60 g)
80 calorías +

pan (50 g)
120 calorías +

lechuga, tomate, cebolla y condimento
20 calorías

220 calorías

SENSACIÓN DE EMBUTIDO

Los productos de soja se están convirtiendo en parte de la vida cotidiana, y no es una sorpresa, ya que representan una comida maravillosa. Además de ser deliciosos, los productos de soja de las salchichas vegetales son una alternativa de pocas calorías comparadas con las salchichas tradicionales. Aun más, desde el punto de vista proteico, la soja es similar a la carne y los huevos y, con algo menos de dos tercios de las calorías de la carne, la soja siempre gana.

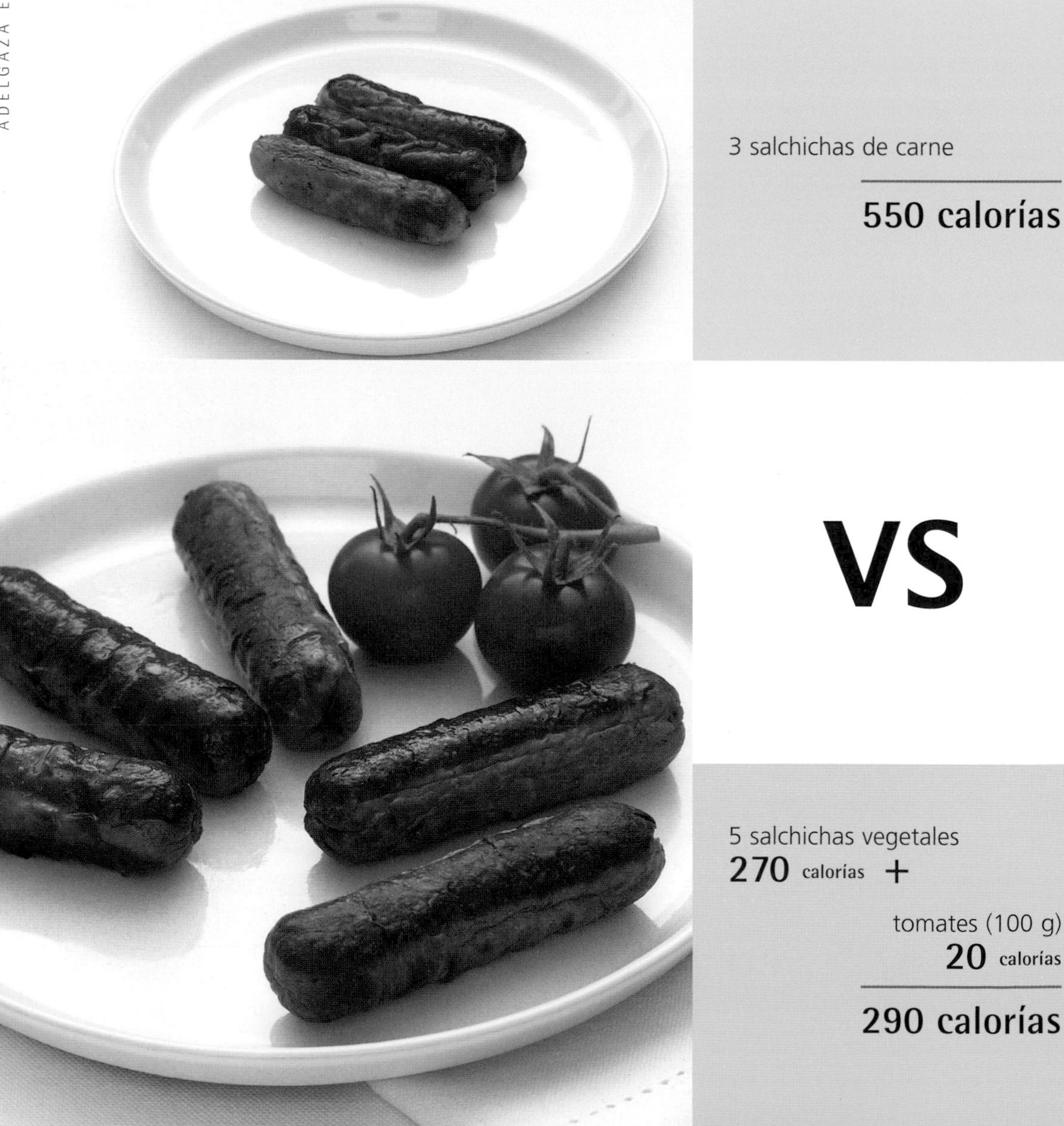

3 salchichas de carne

550 calorías

VS

5 salchichas vegetales
270 calorías +

tomates (100 g)
20 calorías

290 calorías

UNA OPORTUNIDAD PARA EL CHILE

La soja se ha cultivado al menos durante 5.000 años y hay unas 2.500 variedades. Se presenta en diferentes formas como tofu, en granos, miso y leche de soja. Posiblemente, uno de los usos más tradicionales sea el de sustituto de la carne picada en el chile como se muestra abajo. Es sabroso, saludable y bajo en calorías.

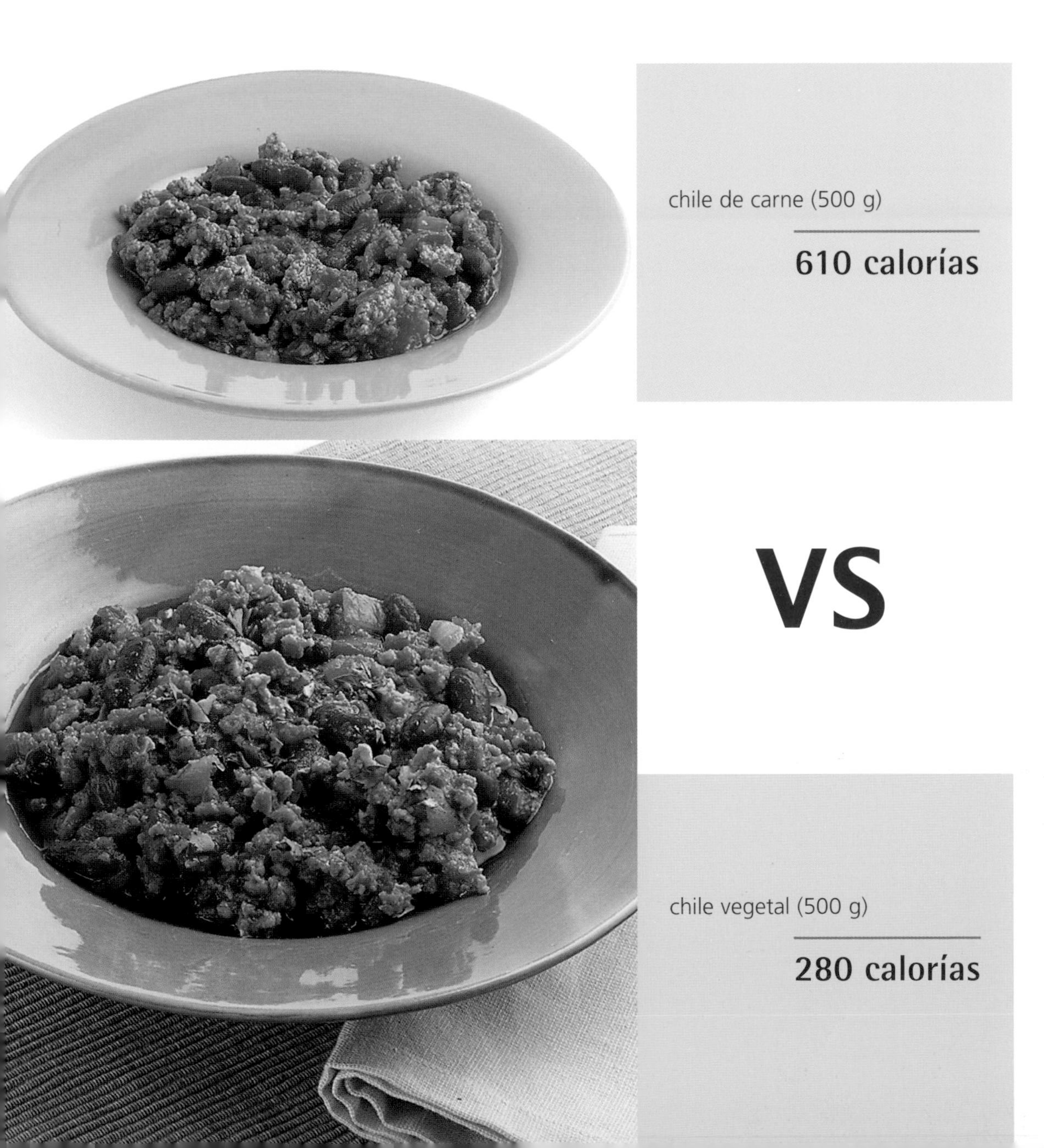

chile de carne (500 g)

610 calorías

VS

chile vegetal (500 g)

280 calorías

PATATAS PERFECTAS

En cuanto a la guarnición, piense en las patatas. De hecho, para los que tienen conciencia de su peso, la patata es una poderosa arma secreta cuando no está frita. Las patatas al horno son muy gustosas y nutritivas y permiten una amplia gama de posibilidades culinarias.

«Las patatas fritas son ricas en grasa; de hecho, consumirá más calorías por la grasa frita que por las patatas.»

Las ilustraciones de la derecha muestran diferentes acompañamientos para las patatas. Teniendo en cuenta la salud, la nutrición y las calorías, cualquiera de estos platos es mejor que las patatas fritas que se muestran en la siguiente ilustración, que contienen muchas calorías y no llenan tanto.

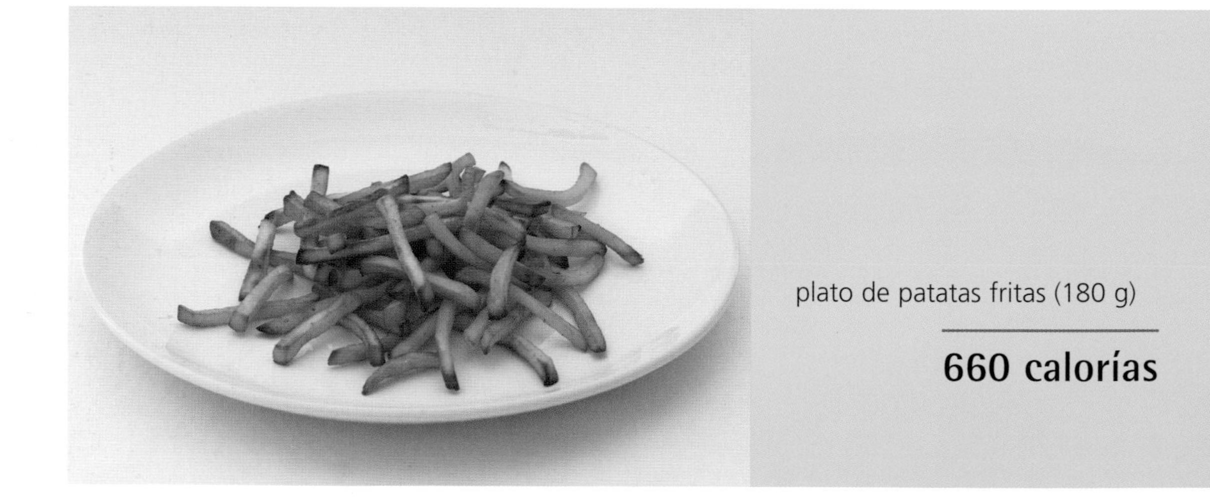

plato de patatas fritas (180 g)

660 calorías

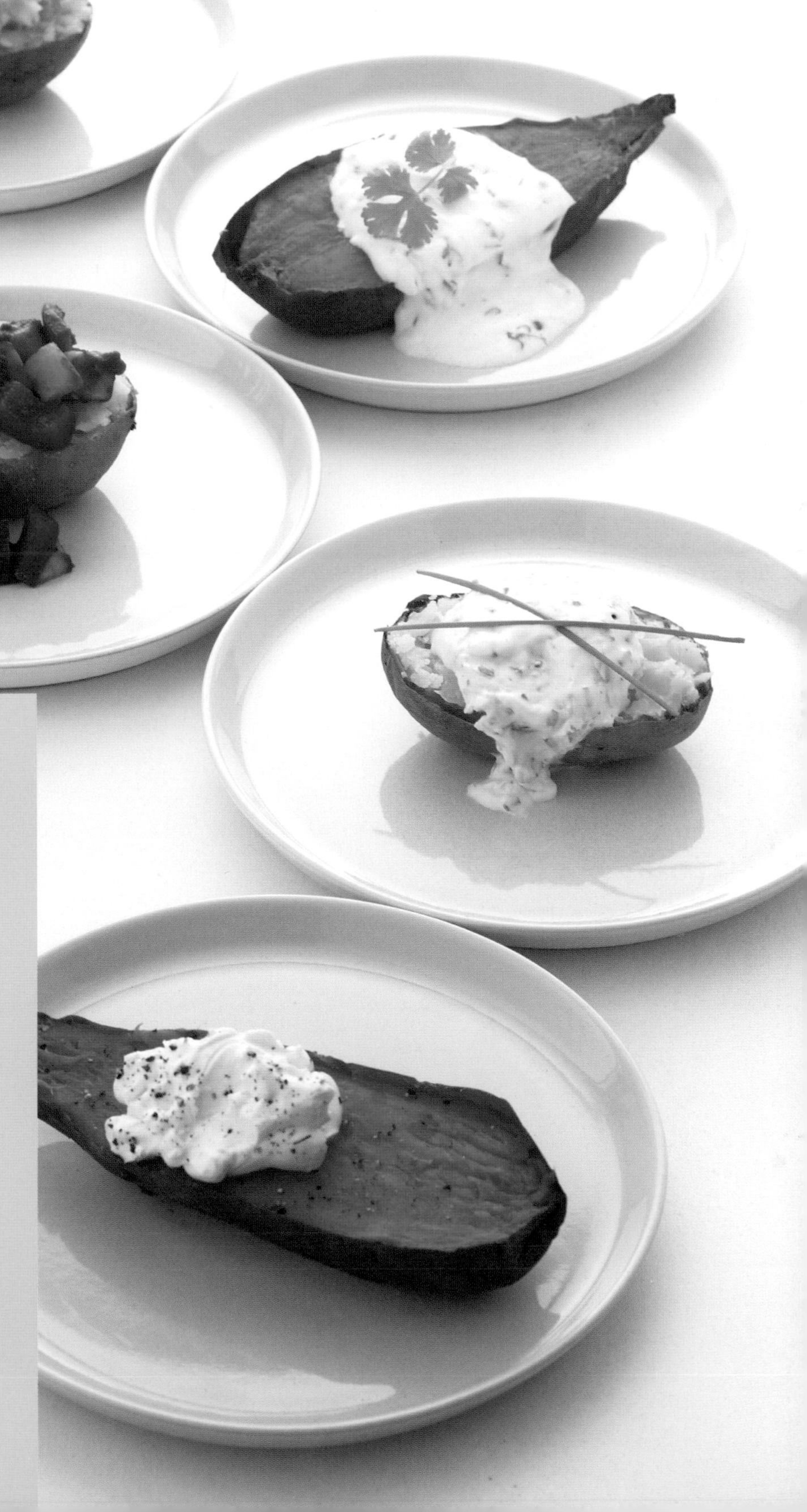

media patata con piel con
col baja en grasa (35 g)
100 calorías +

medio boniato con queso
fresco y cilantro (35 g)
130 calorías +

media patata con piel
con *ratatouille* (50 g)
120 calorías +

media patata con piel y crema
de cebollino (30 g)
180 calorías +

medio boniato con crema de
queso baja en calorías (25 g)
130 calorías

---

660 calorías

BENEFICIOS DE LOS PALITOS

Las patatas de bolsa, todo el mundo lo sabe, deben evitarse si se está controlando el peso. Por tanto, no las coma. En lugar de devorar una de estas bolsas, ricas en calorías y grasas, coma unos cuantos palitos deliciosos y bajos en calorías. Son ideales para un tentempié o cuando tiene mucha hambre antes de la cena.

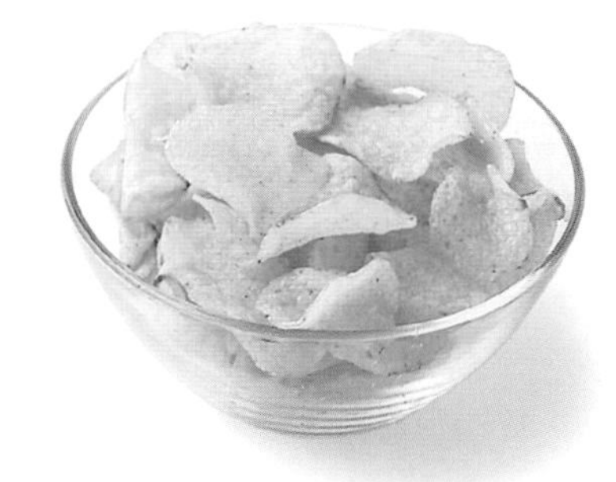

patatas de bolsa (60 g)

320 calorías

=

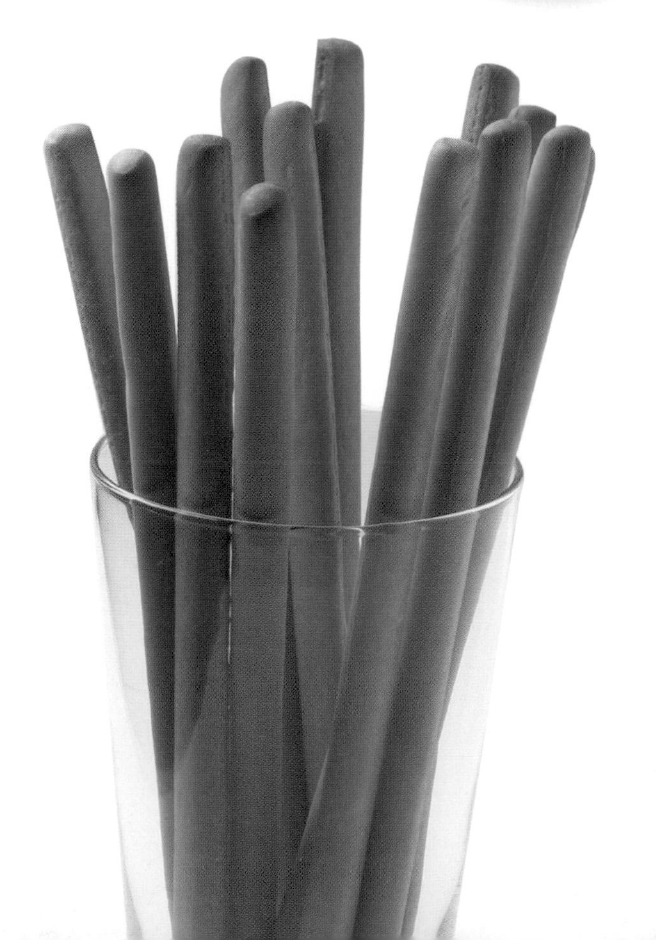

palitos (80 g)

320 calorías

PASIÓN POR LAS PALOMITAS

Las frutas tropicales y los frutos secos son traicioneros. La gente cree que constituyen un tentempié saludable. De alguna manera lo son, pero este tipo de mezclas contienen muchas calorías. Cuando usted quiera picar, las palomitas son una buena opción. Compare las ilustraciones y verá que, por la misma cantidad de calorías, podrá comer mucho más.

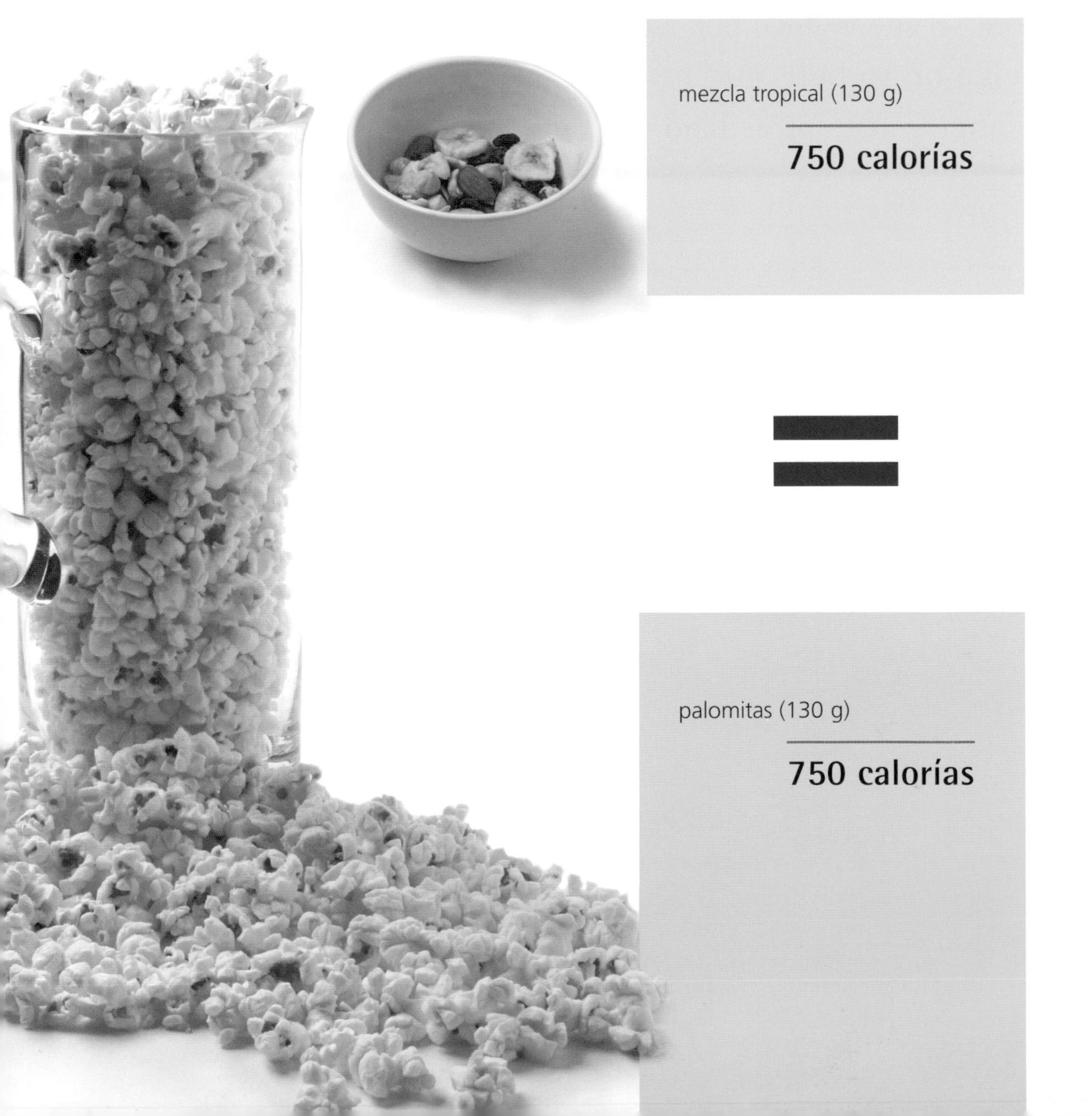

mezcla tropical (130 g)

750 calorías

=

palomitas (130 g)

750 calorías

NO TAN SUAVE

Si controla el peso, coma las calorías, no las beba. Comer una fruta es más efectivo que beber el zumo, a menos que se prepare el zumo natural. La siguiente bebida se ha elaborado con miel y helado y tiene una cantidad enorme de calorías. Compare con la página de la derecha, y verá todo lo que puede consumir por 140 calorías menos.

«Si se vuelve loco por algo dulce, elija un sorbete, que tiene un buen sabor y además es bajo en calorías.»

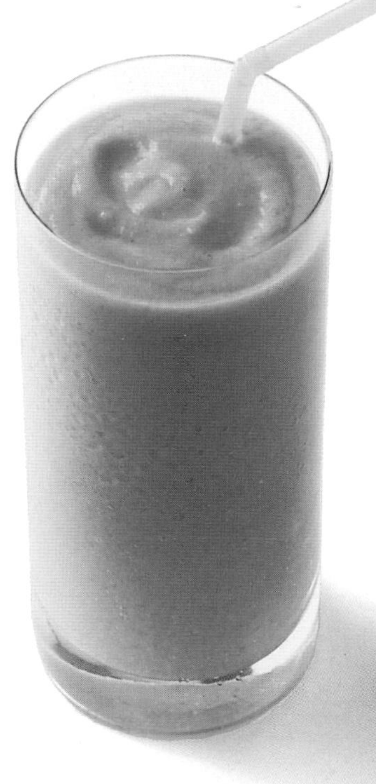

bebida helada de fresa y plátano (300 ml)

400 calorías

VS

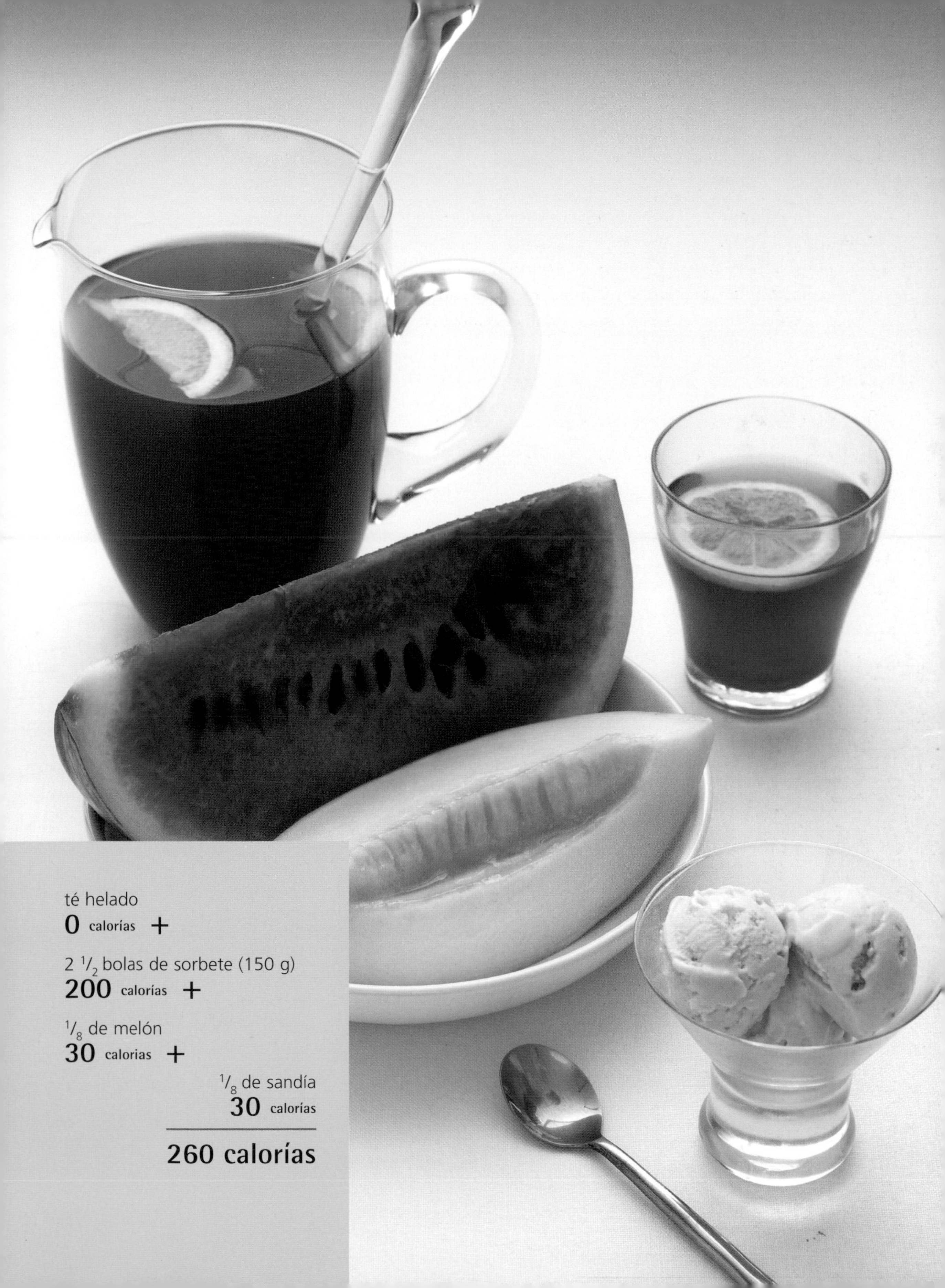

té helado
0 calorías +

2 $^{1}/_{2}$ bolas de sorbete (150 g)
200 calorías +

$^{1}/_{8}$ de melón
30 calorias +

$^{1}/_{8}$ de sandía
30 calorías

260 calorías

EL ENIGMA DE LA ALGARROBA

La algarroba es una saboteadora clásica, que pretende ayudar a bajar de peso. Parece nutritivamente positiva y se le adjudica la propiedad de ser baja en grasas y un buen sustituto del chocolate. Sin embargo, es un sustituto que tiene más calorías que el chocolate de verdad. Si es chocolate lo que desea comer, entonces, coma chocolate.

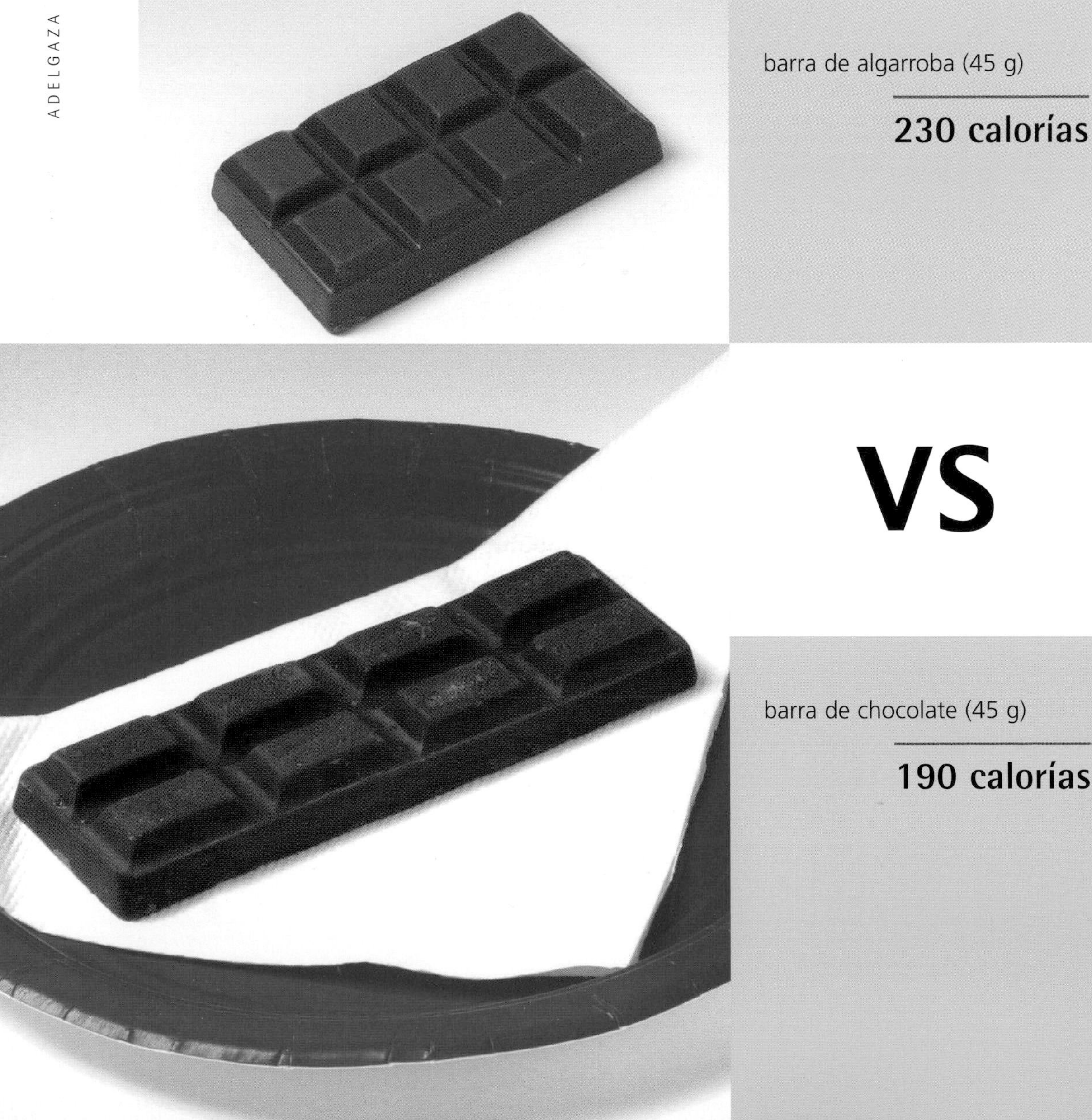

barra de algarroba (45 g)

230 calorías

VS

barra de chocolate (45 g)

190 calorías

SER FIEL A LAS PIRULETAS

Controlar su peso no le impide permitirse un poco de diversión; las gominolas son unos dulces que tienen muy buen sabor y que en unos cuantos minutos pueden ser devorados. Por el mismo número de calorías, puede tomar 3 piruletas, que duran mucho más, le mantendrán ocupado más tiempo y disfrutará el triple.

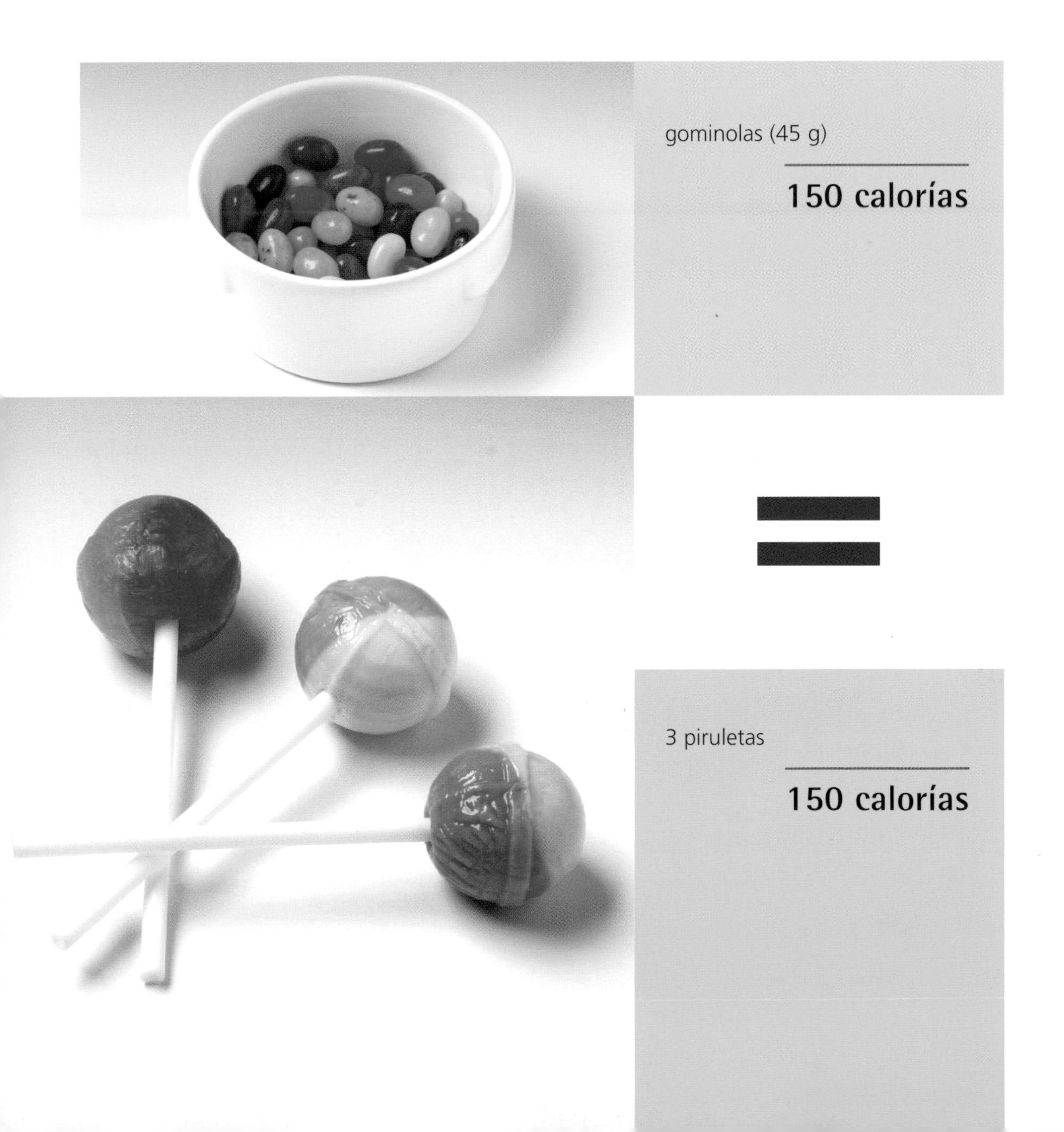

gominolas (45 g)

150 calorías

=

3 piruletas

150 calorías

MONTONES DE POLOS

Cuando se muera de ganas por un delicioso helado, piense en un polo. Las ilustraciones muestran la cantidad de calorías que tiene un helado. Por el mismo coste en calorías puede comer 10 polos. Ya sé que no se va a comer los 10 polos; simplemente es una ecuación gráfica para tener en cuenta la próxima vez que busque un postre en la nevera.

«Si le gustan los dulces, elija el postre adecuado y olvídese del complejo de culpa.»

barra de helado en polo

330 calorías

=

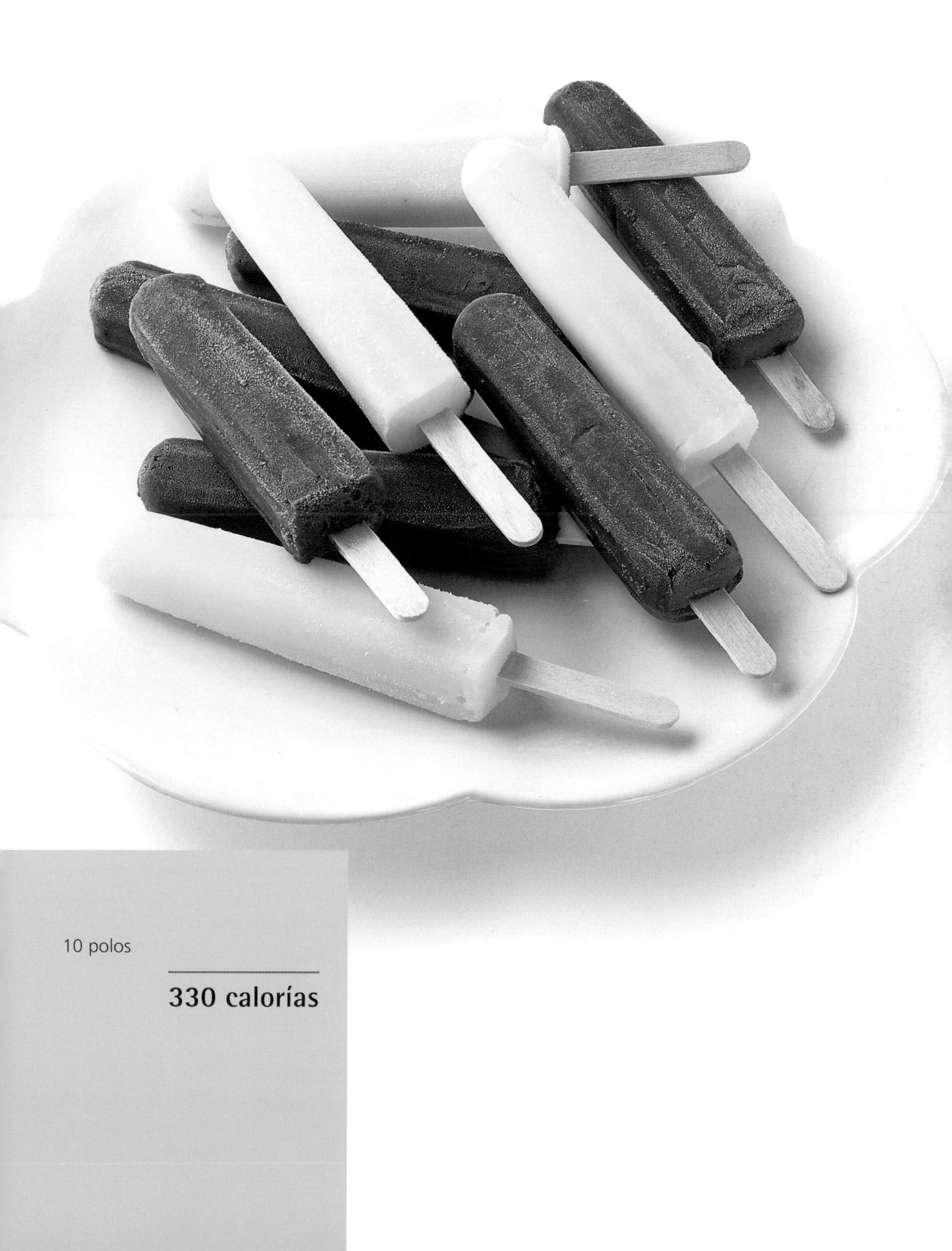

10 polos

330 calorías

CAPÍTULO 6: 3ª SEMANA: ¿QUÉ HAY PARA CENAR?

AGENDA 3ª SEMANA

Al final de la 3ª semana usted habrá:
- ◆ Reafirmado y reanudado *Adelgaza en 30 días.*
- ◆ Aprendido a descubrir qué deseos o carencias le llevan a tener ciertos hábitos con la comida.
- ◆ Elegido una actividad de ocio o un deporte.
- ◆ Hecho de la cena una ocasión ideal para aplicar el programa.

La cena con la familia está en peligro de extinción. Cada vez más, una familia de cuatro personas tiene a cuatro miembros realizando sus tareas de forma individual, sobre todo si hay adolescentes. Esto puede significar cuatro menús distintos preparados en diferentes momentos. Y aun más, cuando la familia se sienta a comer unida, rara es la ocasión en que lo hagan de manera relajada.

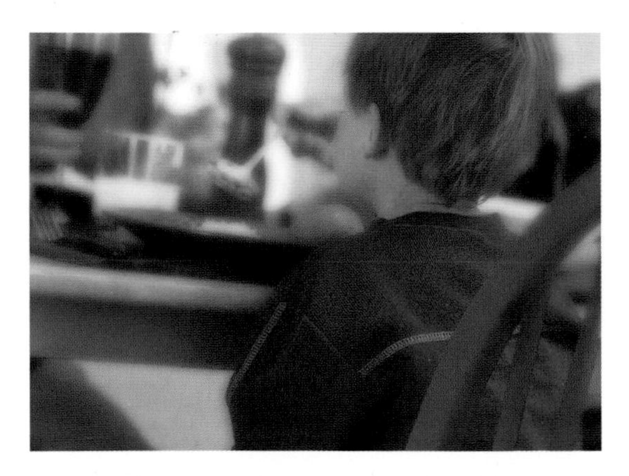

La importancia de comer acompañado
Sentarse a comer con un adulto aumenta la experiencia de los niños, les ofrece más variedad, equilibrio y calidad, sobre todo teniendo en cuenta los nutrientes.

Por esta razón, pido encarecidamente a mis lectores que restablezcan la cena en familia. En nuestra cultura, la cena es la comida más importante del día. Haga que sea el momento en que la familia se sienta y conversa. Al aplicar *Adelgaza en 30 días*, puede aprovechar para hacer de la cena una reivindicación de comidas saludables y bajas en calorías. Hágalo por su familia, además de por usted.

La cena con la familia está en peligro de extinción

A MEDIO CAMINO

Este capítulo abarca más cuestiones que la simple pregunta «¿Qué hay para cenar?». Se encuentra en la 3ª semana de su programa de 30 días, a medio camino, y es ahora cuando la gente se toma un respiro y analiza lo que está haciendo. Vale, si es así, hagámoslo juntos. Todavía más, hagamos de este análisis el paso 1 de las 5 asignaciones para esta semana.

PASO 1: REAFIRMAR Y REANUDAR

Si ha seguido a conciencia los pasos de las dos semanas anteriores, ha hecho elecciones de comidas nuevas, ha realizado ejercicio con regularidad, ha apuntado todo en su diario de comidas y ha prestado atención a sus pautas emocionales de comida; significa que está haciendo lo correcto para perder peso. Suele ocurrir que mis pacientes, entre esta semana y la siguiente, me digan con cierta sorpresa: «¡No me siento como si estuviera a dieta!».

Y es normal que les pase, porque no están a dieta. Si este programa fuese una dieta de adelgazamiento, si usted se estuviese privando de ciertos alimentos o de ciertas cantidades, si estuviese pesando y midiendo cada porción o diciéndose a usted mismo que nunca más probará el chocolate, el helado o el queso, seguramente estaría pensando: «No me siento capaz de continuar».

Sin embargo, usted no está a dieta, no se está privando de comer, ni está restringiendo duramente sus porciones, ni ha eliminado de su vida ningún alimento. Pero está cambiando de forma absoluta su relación con la comida. Y, si bien es cierto que debe de estar perdiendo peso, lo debe de estar consiguiendo poco a poco.

TODOS COMETEMOS ERRORES

Seguramente ha elegido comer cosas que no le convienen alguna que otra vez. Quizá la noche anterior no ha podido resistirse y ha comido un postre cremoso después de la cena. O estaba cansado de comer ensalada y un día devoró una hamburguesa con queso. ¿Y qué? Comerse una hamburguesa al mediodía no significa haber fastidiado todo el día. Vuelva a los principios de *Adelgaza en 30 días* a la hora de la cena. Un error es parte del proceso de aprendizaje que usted está realizando.

Y no crea que un error aislado implica que el fracaso está cerca. Que el jueves pasado se haya equivocado no quiere decir que vuelva a hacerlo este jueves o de aquí dos meses. Hacer elecciones poco acertadas no es signo de un carácter débil, propio de alguien incapaz de cambiar su relación con la comida. El cambio no siempre es como un paseo. Y *Adelgaza en 30 días* no implica cambiar todo a la vez. De hecho, este programa asume que las hamburguesas de queso y los postres cremosos ocasionales son parte de la vida. No hay que sentirse culpable, dudar de la propia capacidad de adelgazar ni criticarse demasiado.

Quizá haya probado una docena de dietas o incluso más. Si es así, es porque no han funcionado a largo plazo, por ejemplo, durante el tiempo que está siguiendo las recomendaciones de este libro. Pero no recurra al recuerdo de esas dietas fallidas cuando piense en el cambio que está llevando a cabo ahora. Es una nueva etapa y usted ha tomado una nueva iniciativa, una iniciativa para el resto de su vida. Está listo para el cambio y ha empezado con buen pie, incluso aunque haya cometido algunos errores. Es un proceso, ha iniciado un viaje. Y, como cualquier viaje, no se sigue siempre en línea recta. Puede haber baches cada tanto. Está a medio camino de hacer, para toda su vida, de este programa su guía de hábitos relacionados con la comida. Siga así.

Hacer elecciones poco acertadas no es signo de un carácter débil

¿Y EN CUANTO A LOS NIÑOS?

Si su hijo está siguiendo el programa, en esta etapa, a medio camino, es vulnerable. Después de todo, para los niños dos semanas pueden ser toda una vida. Pueden caer rápidamente en sus antiguos hábitos. Y pueden vivirlo como una recompensa por el esfuerzo que han hecho durante 15 días. Además, los niños suelen perder peso más lentamente que los adultos, así que, si está siguiendo el programa con su hijo, debe de haber notado diferencia entre su pérdida de peso —bastante rápida— y la de él. Muchos niños toman este hecho como un fracaso por su parte. Por tanto, estamos en un momento delicado y hay que saber actuar.

Cualquier comentario bueno que le haga a un niño sobre su participación en el programa será positivo. Esta semana es apropiada para hablar con su hijo sobre el programa. Y es una buena ocasión para que usted se dé cuenta de cómo lo ha vivido el niño y para tratar el tema de que él va más despacio y cualquier otro asunto en el que él no esté de acuerdo.

EL PUNTO DE VISTA DE UN NIÑO

En realidad, la experiencia personal de un niño que sigue el programa puede ser más dura que la de un adulto, pues en la niñez se suelen medir las cosas «con números». Para su hijo puede ser más difícil considerar que el éxito está implícito en el buen hacer, y no en lo que muestran las básculas. También le puede costar más controlar sus elecciones de comida. Quizá coma al mediodía en la escuela, donde las «verduras» no son precisamente santo de su devoción. Al salir del cole, les debe de resultar muy fácil encontrar dulces y bollos de chocolate hipercalóricos. ¿Recuerda usted la presión del entorno cuando era pequeño? Hay que aprender a resistir.

Sea positivo y esté orgulloso de su hijo si quiere darle aliento

Aborde estos temas cuando hable con su hijo. Háblele de sus flaquezas, por ejemplo: «Para mí, la hora de comer es un problema. ¿Y para ti?». Deje que su hijo hable sobre ello y luego recuérdele los progresos que ha hecho. Dígale que está triunfando en sus propósitos y que conseguir el objetivo es posible.

Y no compare a su hijo con otro, mucho menos con usted. Sea positivo y esté orgulloso de su hijo si quiere darle aliento. Y no olvide preguntarle qué necesita de usted, si le hace falta que le tienda una mano. Hágale saber que está ahí para ayudarle en todo. Pero asegúrese de que entienda que usted no está «en su piel». Recuerde que, como usted, su hijo debe implicarse en el programa por sí mismo. De ese modo, se volverá algo natural para él.

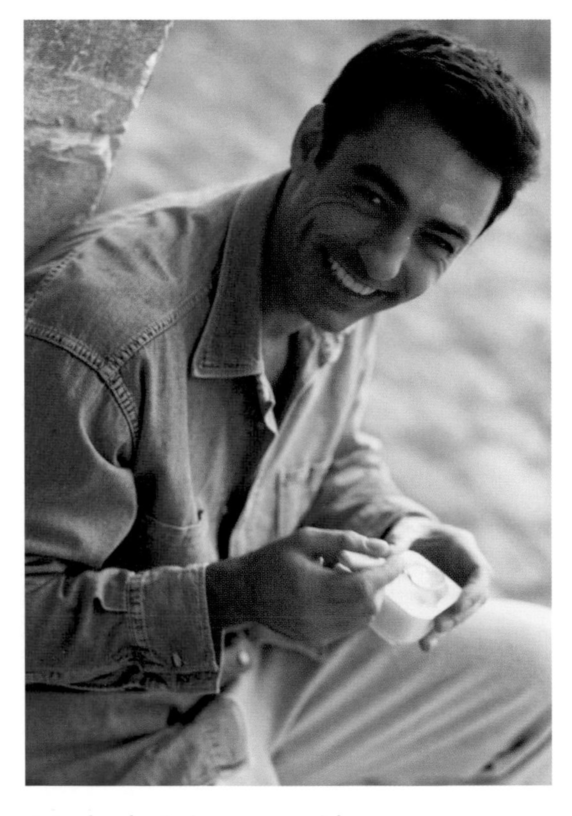

Estado de ánimo y comida
Nuestro estado de ánimo juega un papel fundamental al decidir por qué, cuándo y qué comer. Nuestro plan de 30 días le enseña *cómo* comer.

PASO 2: ¿QUÉ HAY DETRÁS DE LOS SENTIMIENTOS QUE SE HA «COMIDO»?

La semana pasada procuró entrar en contacto con sus sentimientos, es decir, aprendió a sentir sus sentimientos. En la 3ª semana, es hora de detectar qué carencias hay detrás de esos sentimientos.

Cuando se «comía» sus sentimientos, estaba intentando satisfacer sus carencias con comida. Y no funcionaba. Pero en cambio ganó peso. Y no funcionó porque sus carencias o necesidades no eran fisiológicas. No tenía hambre de comida, sino que se trataba de otra cosa. En la 3ª semana, debe averiguar de qué tiene hambre en verdad.

Empiece por las necesidades emocionales que todos compartimos: de amar y de tener compañía; de triunfar y de ser admirado; y de ser productivo, competente y útil. Si tiene éxito en su trabajo, dedica 14 horas diarias a éste y llega a una casa vacía con una nevera repleta de alimentos hipercalóricos, es porque se siente solo e intenta enmendar la soledad con trabajo y comida. Si en casa se siente como si fuera el «felpudo», comerá para afianzar su autoridad en algo. Tampoco es inusual que tras un sentimiento inadecuado se encuentre un miedo a la intimidad tanto física como emocional. Para ello, tener sobrepeso ofrece lo que la doctora Fink llama «barrera protectora». En la adolescencia, la carencia muchas veces es que quieren ser aprobados por su grupo. Si no lo consiguen fácilmente, muchos adolescentes se ponen a comer lo que, de forma irónica, hará que estén más lejos de esa aprobación anhelada.

Debe averiguar de qué tiene hambre realmente

Cuando se descubre cuál es nuestra carencia es cuando se puede actuar para encontrar el modo adecuado de solventarla. Si lo que necesita es compañía, podría apuntarse a un club, a un curso o a voluntariado. Fíjese en qué le interesa más y opte por algo. Seguro que empieza a conocer a gente agradable. Y podrá suprimir su carencia, pero no con comida, sino con amigos y familiaridad.

PASO 3: DIARIO PERSONAL DE COMIDAS DE LA 3ª SEMANA

El diario le ayudará a descubrir qué carencia intenta ocultar con comida (véase página 114). Las primeras dos columnas son básicas y conocidas. Apunte el día de la semana, la hora y qué está comiendo. Y la clave está en la tercera columna. Si ha elegido una opción baja en calorías y saludable del programa, deje esta columna en blanco. Pero si ha comido algo que no le convenía, sus comentarios pueden ayudar a un análisis posterior. ¿Está comiendo sin pensar? ¿Está comiendo como solía hacer antes? Si es así, ¿por qué recurre a los antiguos hábitos, que le hacen ganar peso, cuando lo que intenta es bajar de peso? ¿Qué carencia intenta ocultar con comida? Apúntela.

Como siempre que completa el diario de comidas, ser honesto es fundamental, así como hacerlo cuando toca. Al final de la semana, cuando repase su diario, preste especial atención a las elecciones inadecuadas que haya hecho. Deje que le ayuden a entender mejor su dimensión psicológica de la comida.

PASO 4: EJERCICIO Y OCIO

Lleva dos semanas haciendo ejercicio regularmente. Ha empezado moviéndose un poco. Y la semana pasada tomó conciencia de los ejercicios cotidianos y de cómo los hacía. En la 3ª semana le pido que explore un poco el abanico de actividades para que encuentre una o más que pueda disfrutar a partir de ahora.

¿Ha practicado algún deporte en su época estudiantil? Entonces retome esa actividad. ¿Acaso ha querido siempre aprender a jugar a tenis? Si es así, empiece a tomar lecciones. ¿vive solo y le gustan los deportes de equipo? Vaya al gimnasio o club más cercano. Seguro que hay una liga de voleibol, bádminton o fútbol. Otra opción es apuntarse a clases de yoga o de tai chi. O aprenda karate, kickboxing o taekwondo. Vaya a los bolos. Quizá no ha vuelto a patinar sobre hielo desde que era pequeño. ¿Por qué? Acuda a la pista más próxima, alquile unos patines y ¡a correr!

En otras palabras, encuentre una actividad de ocio con la que disfrute, que sepa hacer o quiera aprender, que le permita ejercitar el cuerpo, relajar la mente y que pueda practicar durante el resto de su vida. Entonces, empiece su rutina, despacio, sin presiones, haciendo lo que pueda. La semana que viene le pediré que se tome más en serio la actividad que haya escogido. Esta semana es para comenzar relajado, así que no se preocupe por su estado físico. Con un poco de tiempo, estará en buena forma. Y le habrá proporcionado una herramienta a su cuerpo para luchar contra el envejecimiento y para despejar la mente y perder peso para siempre.

Otra opción es apuntarse a clases de yoga o tai chi

3ª SEMANA DEL DIARIO DE COMIDAS

Fecha/Hora	Comida (preparación y ración)	¿Por qué me estoy permitiendo comer esto ahora?

PASO 5: ¿QUÉ HAY PARA CENAR? COMERSE LA PIRÁMIDE

Bueno, he dicho «comerse la pirámide», pero no lo digo literalmente. Me refiero a que la cena es una ocasión ideal para la pirámide de alimentos del programa *Adelgaza en 30 días* del doctor Shapiro. Así disfrutará de buena salud y comerá productos bajos en calorías. El desayuno reclama un sabor especial y una textura atractiva para empezar el día. La comida depende muchas veces del menú del restaurante o bar al que vamos. Pero usted puede decidir qué cenar y puede ser lo más creativo posible. Aproveche la cena.

Tome algo proteico y rico en fibra

Casi todas las dietas recomiendan cenar ligero, que sea la comida menos contundente del día. Pero la cena es muy importante. Así que reducir las proporciones es un error en más de un sentido. Los estudios indican que es indiferente, en cuestión de pérdida o aumento de peso, cuándo se toman más calorías. Importa la cantidad total, no el momento del día. Sin embargo, reducir las calorías de la jornada para tomar una cena copiosa también es un error. Si no come mucho durante el desayuno y la comida, tendrá tanta hambre por la noche que es probable que haga elecciones poco acertadas, y que coma demasiada cantidad y demasiado rápido. El resultado puede ser el contrario al esperado.

Por tanto, tome el desayuno si tiene hambre. Coma abundantemente al mediodía. Meriende algo si le hace falta. Siempre que pueda, tome algo proteico y rico en fibra. Le saciará el apetito y disminuirá las calorías. Cuando se haya decidido, siéntese a cenar. Relájese y coma guiándose por la pirámide de alimentos. Vaya a la página 57 si necesita refrescar la memoria. Pero aquí repito los consejos básicos:

- Llénese con verduras, solas, en ensalada, en sopa... y fruta. Ésta es la base de la pirámide.
- Ingiera proteína de productos de soja, legumbres o pescado.
- Utilice alimentos en grano, en tercera posición en su plato, como por ejemplo el arroz. Siempre que pueda, que sean integrales.
- Absorba grasas esenciales a través de las olivas, semillas, nueces y algunos aceites, pero con moderación.

Tenga presente que los platos congelados pueden ser una buena opción, aunque yo creo que hay poca variedad de verduras congeladas. ¿Qué solución doy? Complemente su plato congelado con más verduras, por ejemplo hervidas, en ensalada o en sopa. ¡O cómala de las tres maneras!

¿Y después? Elija un postre congelado si no le apetece fruta. Coma yogur desnatado congelado, sorbete o polos, los cuales he recomendado en la lista para cualquier ocasión (véase página 51). También puede comerse un toffee.

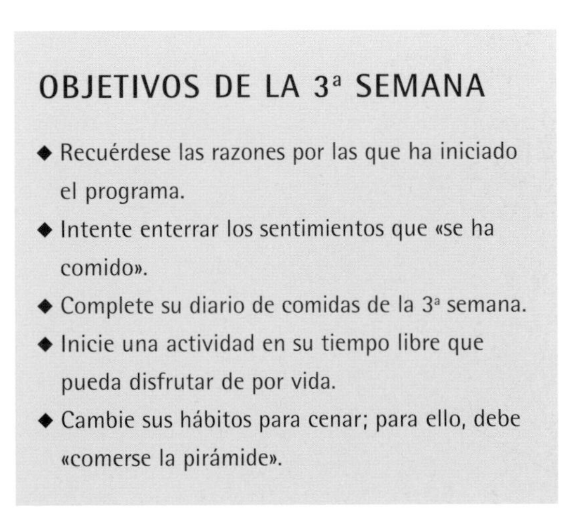

OBJETIVOS DE LA 3ª SEMANA

- Recuérdese las razones por las que ha iniciado el programa.
- Intente enterrar los sentimientos que «se ha comido».
- Complete su diario de comidas de la 3ª semana.
- Inicie una actividad en su tiempo libre que pueda disfrutar de por vida.
- Cambie sus hábitos para cenar; para ello, debe «comerse la pirámide».

GANE TIEMPO CON EL ATÚN

¿Recuerda la pirámide de alimentos del doctor Shapiro? (véase página 57). Aquí hay un ejemplo de cómo funciona. La comida de la derecha está inspirada en la base de la pirámide: una guarnición de verduras con patatas le confieren mayor variedad de sabores y texturas al plato; y el pescado aporta proteínas.

«Cuando vaya a comprar alimentos proteicos, recuerde que el pescado y el marisco son mejores opciones que las carnes rojas y de ave.»

Fíjese en que las patatas de la derecha están hervidas para conservar las calorías justas, al contrario que las patatas que acompañan las chuletas del plato de la izquierda.

2 chuletas de cordero (200 g)
560 calorías +

patatas gratinadas (150 g)
260 calorías +

3 espárragos trigueros
10 calorías

830 calorías

VS

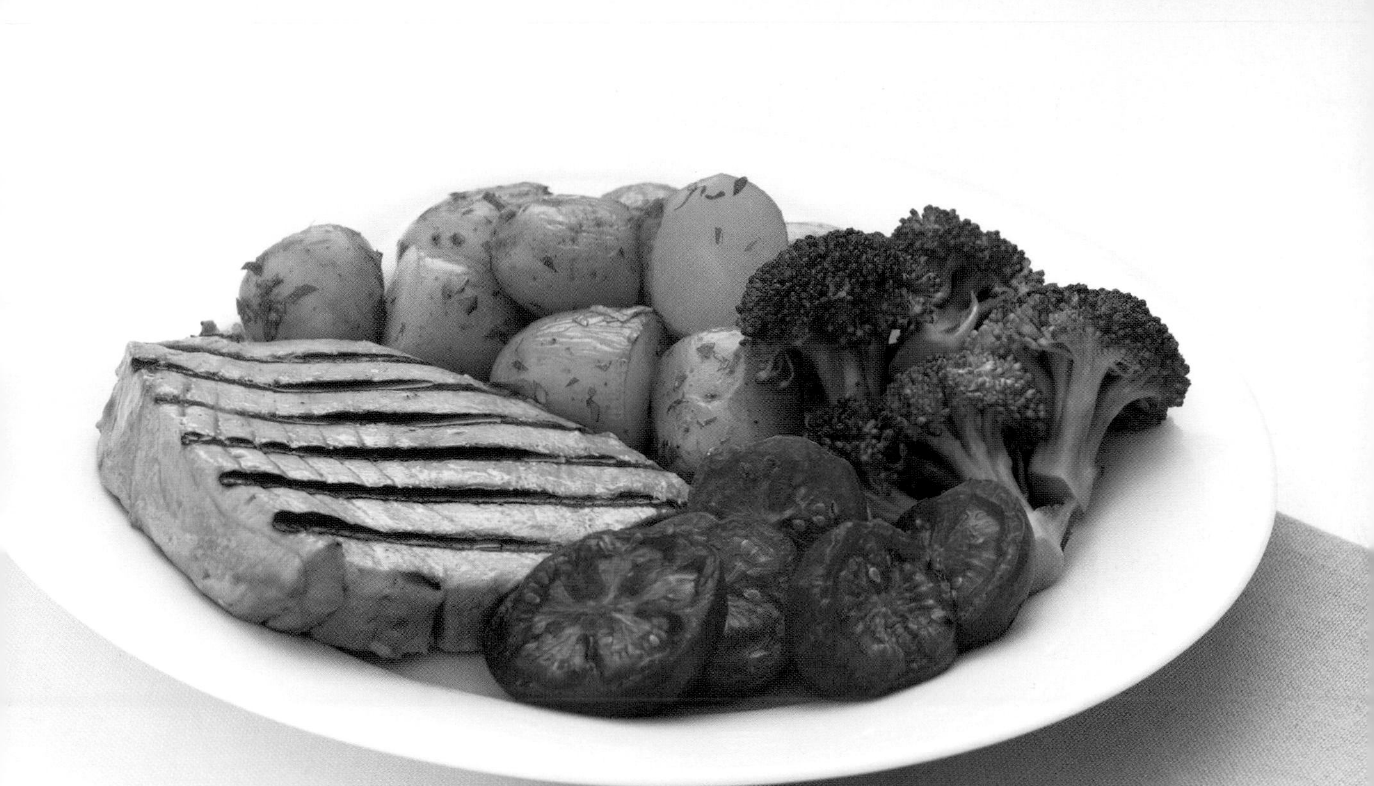

filete de atún a la plancha (220 g)
200 calorías +

patatas nuevas (150 g)
110 calorías +

brécol (50 g)
20 calorías +

tomates a la plancha (100 g)
20 calorías

---

350 calorías

LLENARSE CON UN FILETE

A primera vista, estos dos platos parecen muy similares, sobre todo la carne. Pero, si observa detenidamente, comprobará que el primero de ellos lleva hueso y menos carne de la que debería. El segundo es un filete de calidad que tiene el máximo de carne magra por menos calorías.

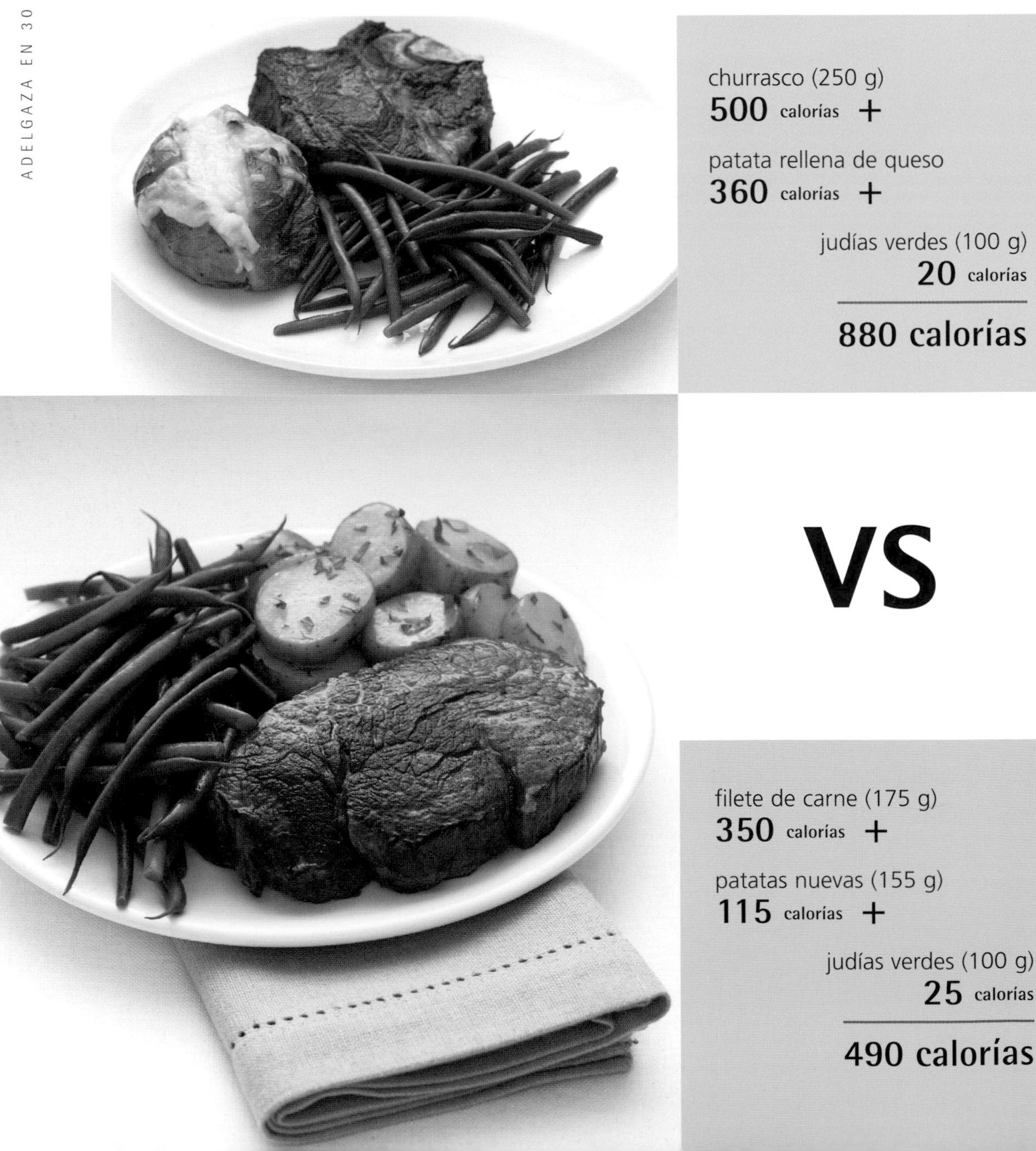

churrasco (250 g)
500 calorías +

patata rellena de queso
360 calorías +

judías verdes (100 g)
20 calorías

880 calorías

VS

filete de carne (175 g)
350 calorías +

patatas nuevas (155 g)
115 calorías +

judías verdes (100 g)
25 calorías

490 calorías

EL SECRETO ESTÁ EN LA SALSA

Aquí se muestran dos recetas muy parecidas. Las dos contienen principalmente espaguetis y pesan 300 g. Pero el secreto está en la salsa. La salsa carbonara, que contiene unos trocitos de beicon, que es un alimento hipercalórico, suma 200 calorías a la comida, mientras que la salsa de tomate con gambas suma 1 caloría por cada gramo.

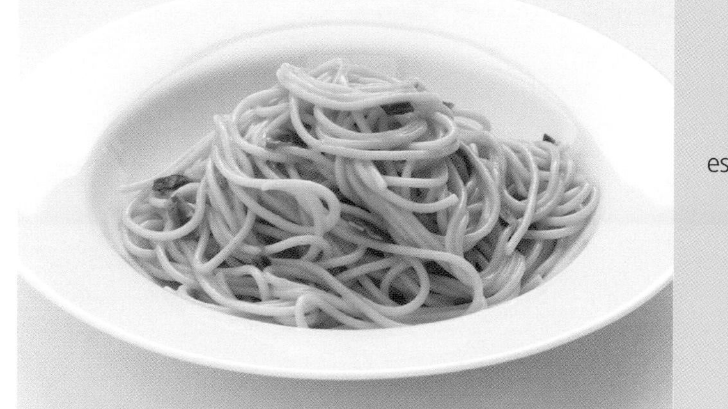

espaguetis a la carbonara (300 g)

500 calorías

VS

espaguetis con salsa de tomate y gambas (300 g)

300 calorías

ATRACTIVAS VIEIRAS

La comida espartana de la izquierda parece típica de dieta, sobre todo para una noche de verano. Todo lo que hay en el plato es bajo en grasas. Incluso el postre es bajo en grasas, pero contiene mucho azúcar. De hecho, nada de este menú contribuye a perder peso. No es una comida baja en calorías.

Por el contrario, la colorida comida de la derecha, con diversos sabores y grandes raciones, es una opción saludable y baja en calorías. Las vieiras son ricas en proteínas, más que el pollo, y las verduras y la fruta contienen variados nutrientes. Todo ello saciará su apetito.

pechuga de pollo a la plancha (170 g)
250 calorías +

calabacines (90 g)
50 calorías +

arroz (100 g)
140 calorías +

mousse de limón (130 g)
200 calorías

640 calorías

=

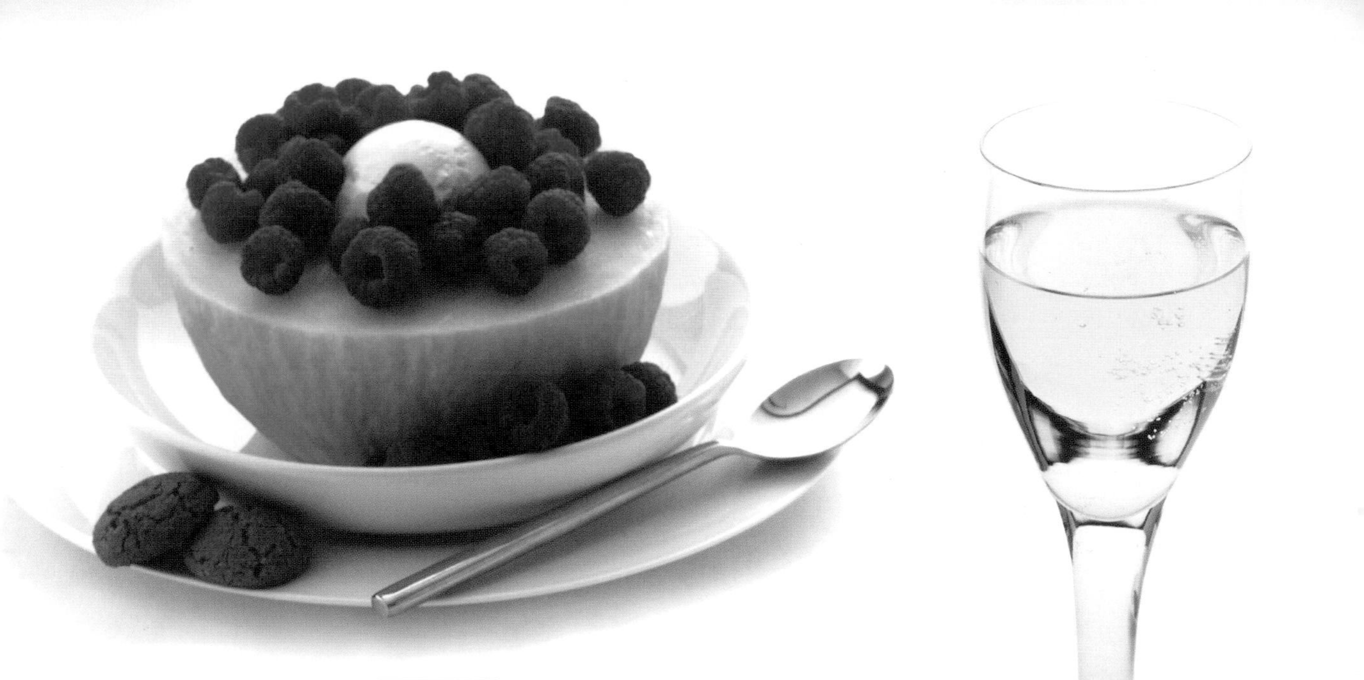

vieiras a la plancha (230 g)
140 calorías +

pimientos a la plancha (40 g)
60 calorías +

champiñones (100 g)
25 calorías +

calabacines y berenjenas con salsa de tomate y especias (140 g)
100 calorías +

vaso de vino blanco (125 ml)
100 calorías +

$^1/_2$ melón
40 calorías +

frambuesas (250 g)
65 calorías +

2 galletas
50 calorías +

1 bola de helado dietético (60 g)
60 calorías

640 calorías

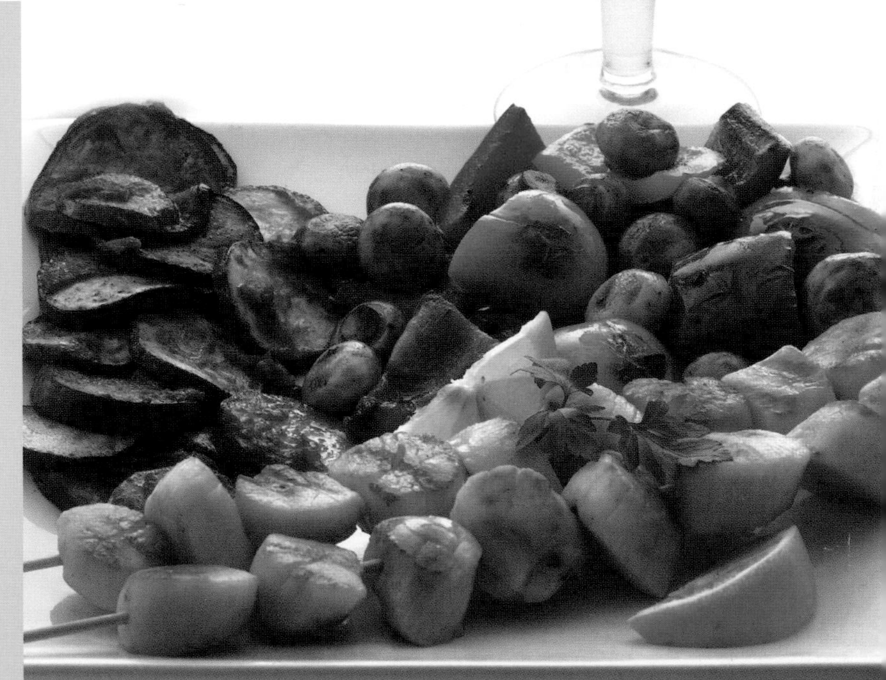

«Las vieiras son una poderosa fuente de proteínas y minerales baja en grasas.»

PESCADO PARA LA CENA

Las costillas de cerdo son ricas en proteínas, pero el pescado también y, además, contiene muchos nutrientes y es más bajo en calorías. Coma *ratatouille* con sanos tomates y pimientos, y disfrute de unas patatas fritas como algo eventual.

«El pescado es bajo en calorías, beneficioso para el corazón y contiene ácidos grasos omega-3.»

costillas de cerdo (300 g)
750 calorías +
patatas fritas (110 g)
400 calorías
1.150 calorías
VS

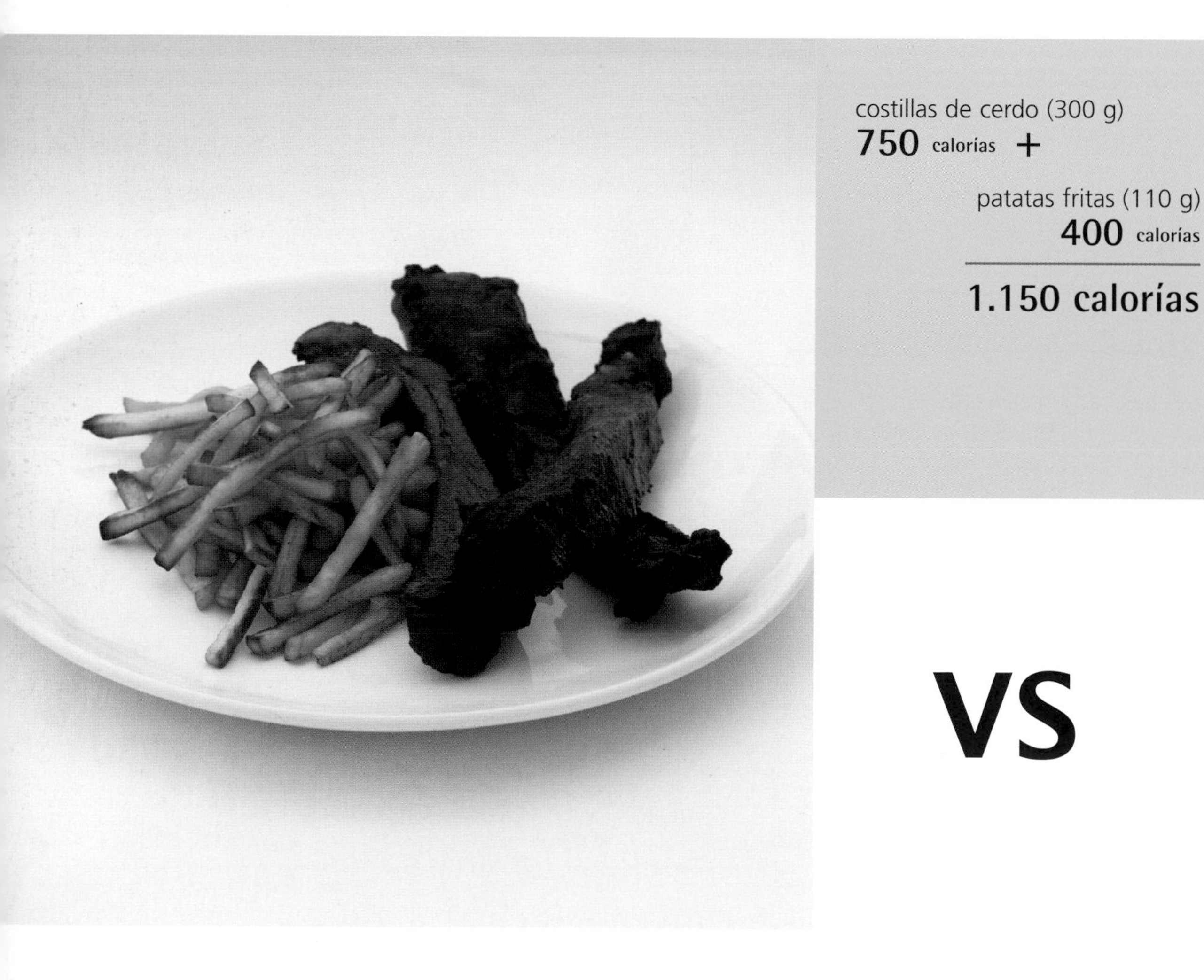

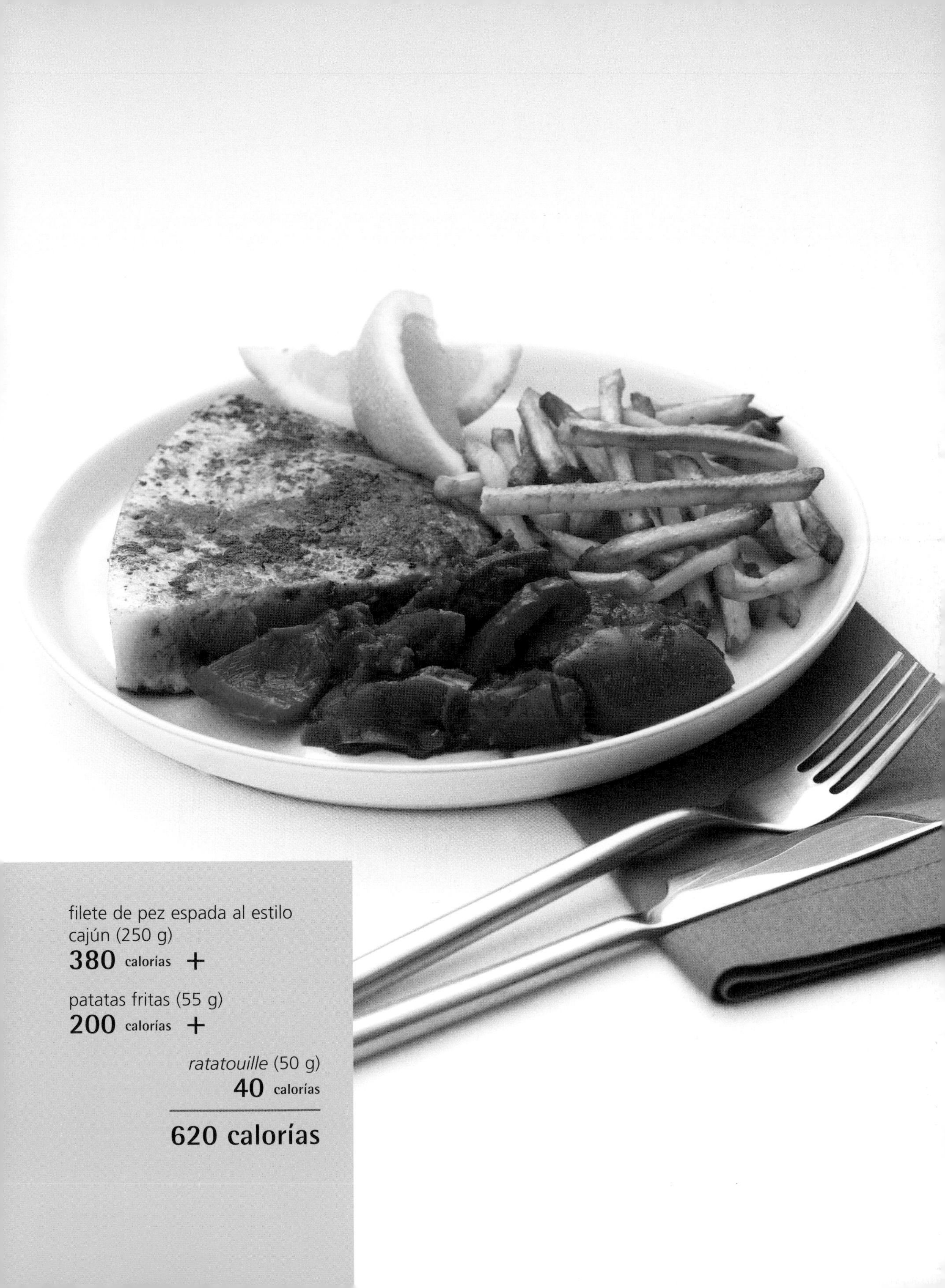

filete de pez espada al estilo cajún (250 g)
380 calorías +

patatas fritas (55 g)
200 calorías +

ratatouille (50 g)
40 calorías

620 calorías

¿DULCE O AGRIO?

¿Limón o chocolate? Mucha gente concienciada con la necesidad de no engordar elegiría el limón. Pero se equivocan. No hay menos calorías en la tarta de limón que en la de chocolate. Si usted la escogiera para engordar menos, piénselo de nuevo y tírese de cabeza a la tarta de chocolate.

tarta de limón (100 g)
350 calorías
=
bizcocho y cobertura de chocolate (100 g)
350 calorías

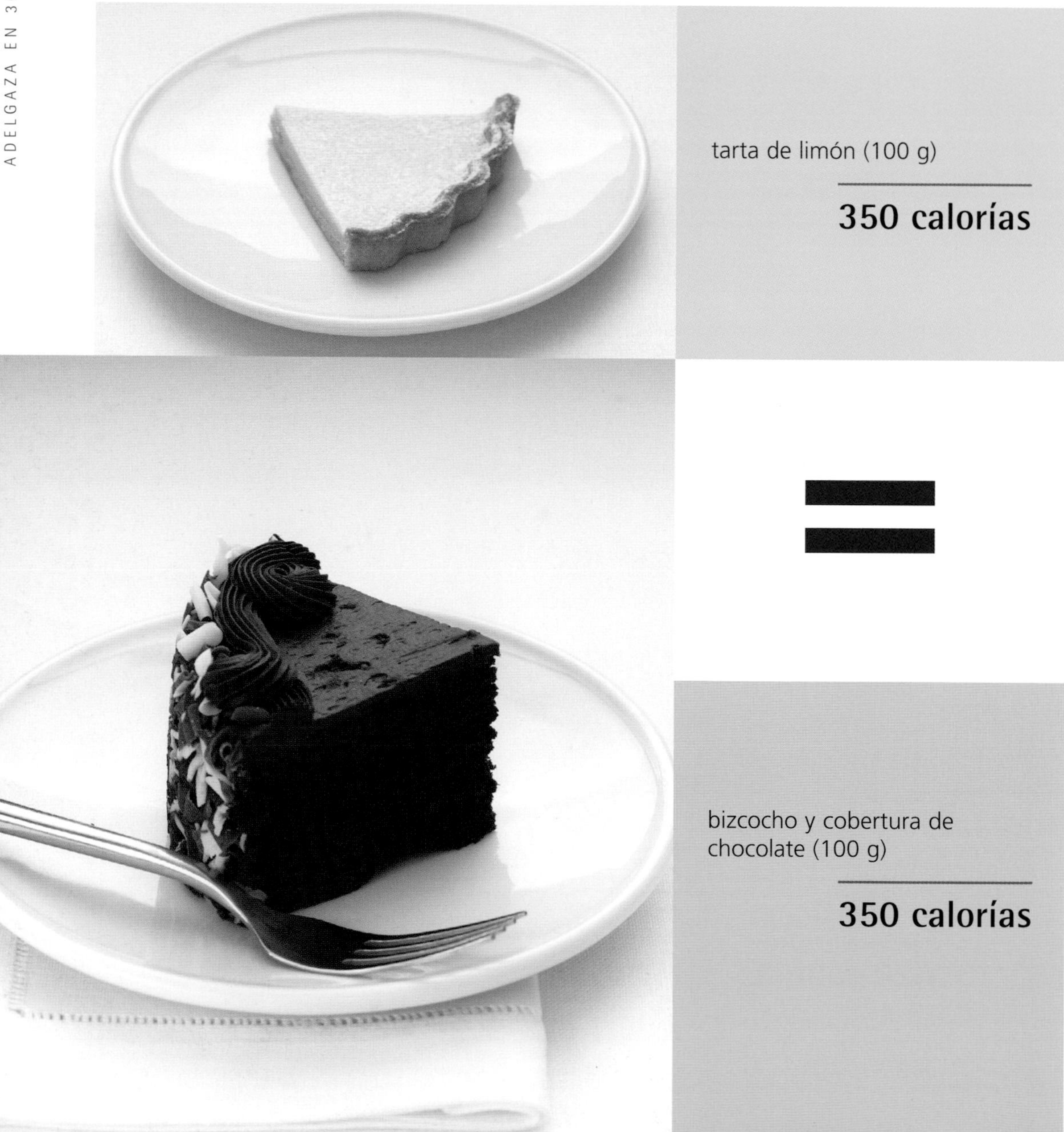

HELADOS

Puede comprarse un típico helado de barra, pero ¿cuán aburrido e hipercalórico es? Es más interesante probar un helado dietético con un barquillo, un poco de chocolate líquido, y listo. Son las mismas calorías, pero la experiencia es completamente distinta.

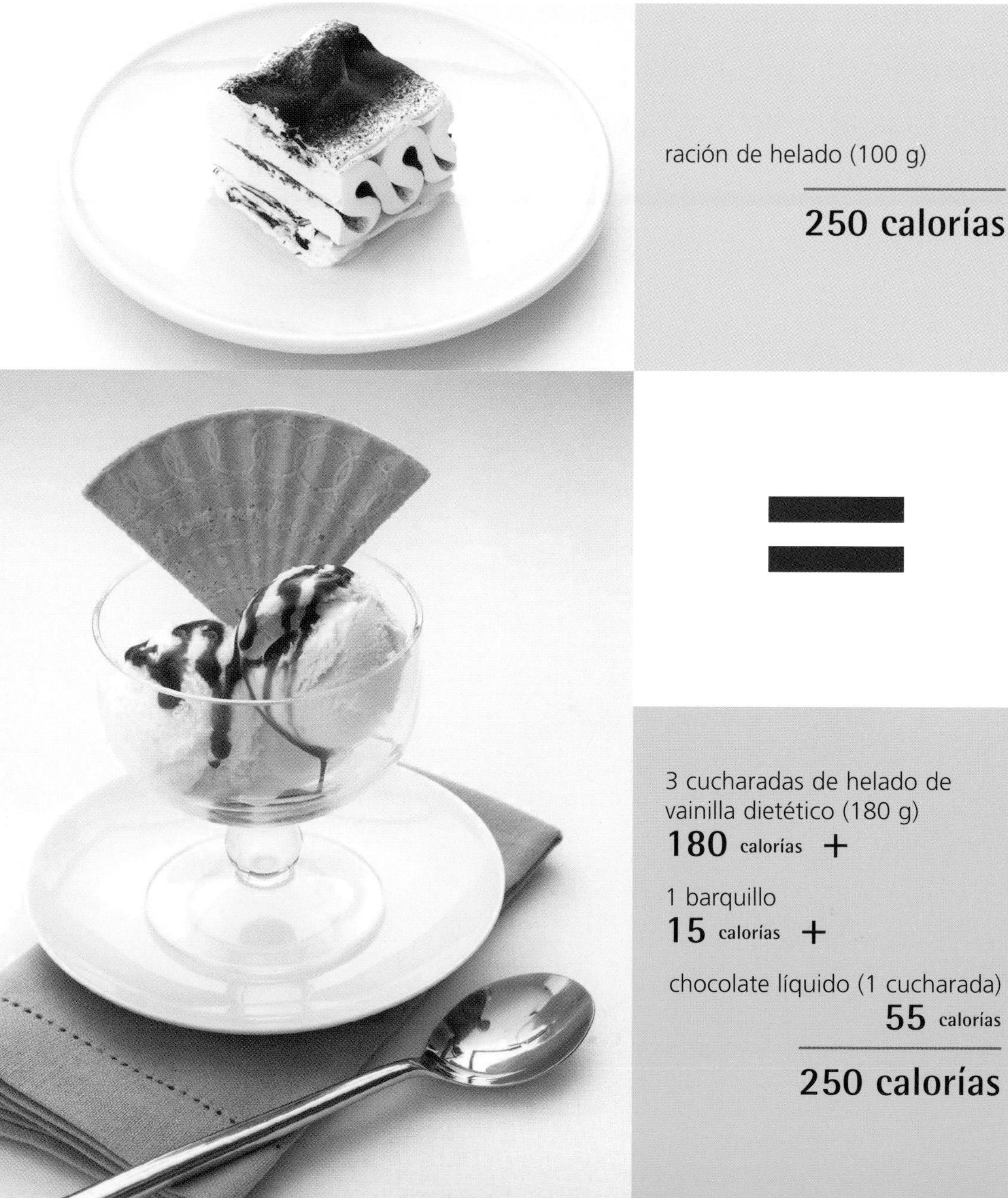

ración de helado (100 g)

250 calorías

=

3 cucharadas de helado de vainilla dietético (180 g)
180 calorías +

1 barquillo
15 calorías +

chocolate líquido (1 cucharada)
55 calorías

250 calorías

LOS BUENOS ARÁNDANOS

No por el hecho de cuidar la línea hay que renunciar a un postre de arándanos. Sin embargo, salvo que usted quiera ser monumental, no se coma la tarta de la izquierda, sino mejor una de las 7 copas de la derecha. En cuanto a calorías, hacen falta 7 copas para engordar lo mismo que con un trozo de la tarta de la izquierda.

«Los arándanos son una poderosa fuente de antioxidantes, que ayudan a mantener limpias las arterias y a ralentizar el envejecimiento.»

tarta de arándanos (150 g)
400 calorías +

1 bola de helado (60 g)
100 calorías

500 calorías

=

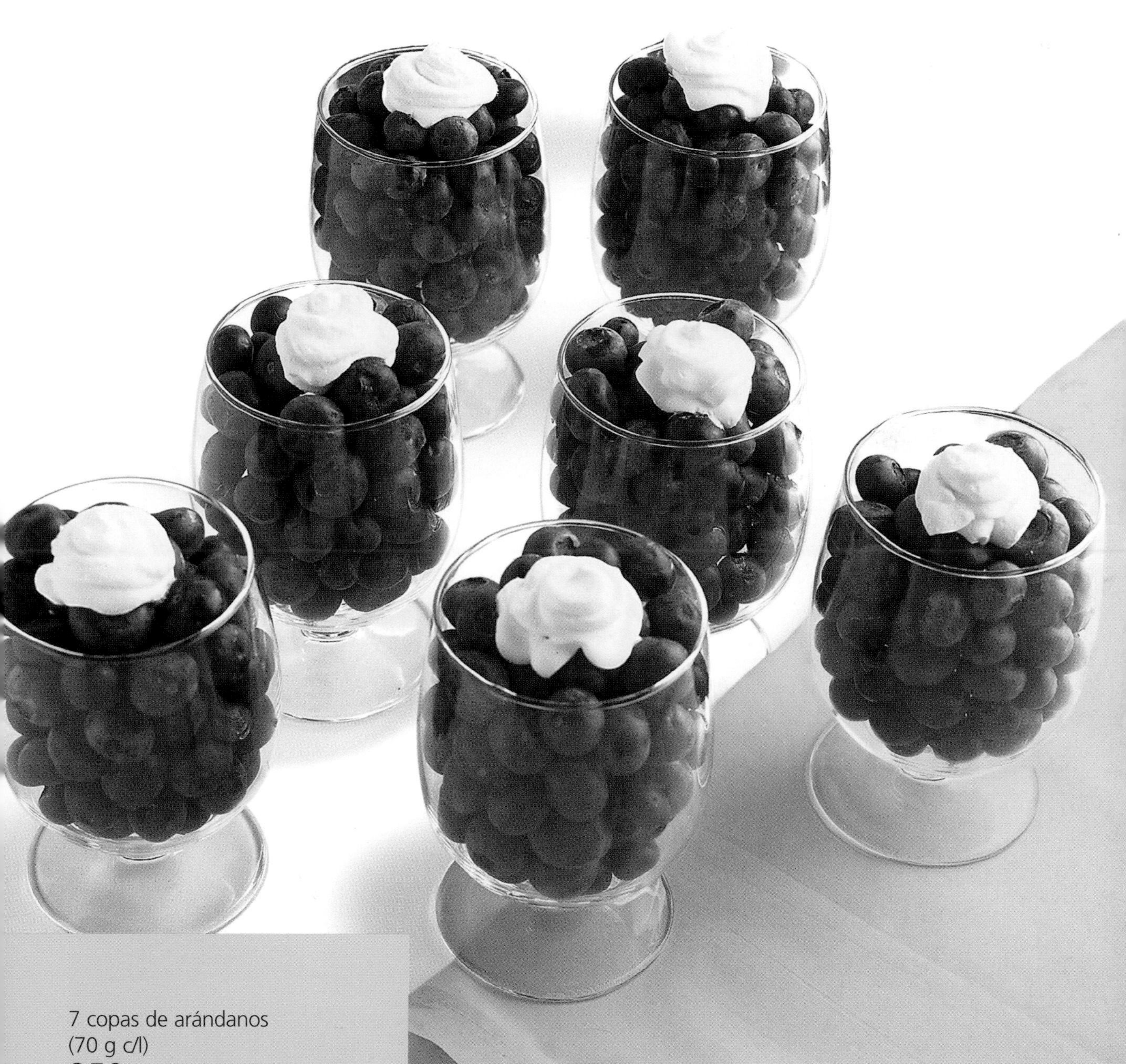

7 copas de arándanos
(70 g c/l)
250 calorías +
batido de crema
(12 g c/l)
250 calorías

500 calorías

«Usted puede comerse 7 copas de arándanos y engordar lo mismo que con un trozo de tarta de arándanos.»

CAPÍTULO 7: 4ª SEMANA: ¡VAYAMOS A UN RESTAURANTE!

AGENDA 4ª SEMANA

Al final de la 4ª semana, usted habrá:

- Aprendido a elegir la mejor opción de *Adelgaza en 30 días* cuando coma fuera.
- Organizado una rutina de ejercicio que pueda seguir de por vida.
- Completado su curso de entrenamiento para concienciarse con la comida.

LA GUÍA PARA COMER FUERA

Cuando vaya a comer fuera, siempre que pueda, llénese con sopa, ensalada, verduras y fruta. Es la misma clave que cuando come en casa. ¿Le fascina el pan francés que sirven en su restaurante favorito? No renuncie a él, pero coma muy poco acompañando su ensalada o sus verduras. En vez de pedir el entrecot con el hueso más grande, pida un filete pequeño y sacie el apetito con sopa, verduras o ensalada.

Vaya a cenar fuera a un sitio nuevo para usted

Como ya he dicho, haga las elecciones acertadas, no las menos acertadas. Seguirá probando los sabores que le gustan y seguirá comiendo hasta llenarse.

TRES ASIGNACIONES

Es su última semana de *Adelgaza en 30 días con la dieta visual*. Ya tiene que haber interiorizado los principios del programa. Ha cambiado su relación con la comida, come de otra manera, y está a punto de volverse un acto automático. He aquí 3 asignaciones para la semana.

PASO 1: IR A CENAR FUERA

Vaya una de las noches a cenar fuera. Quizá escoja su restaurante preferido, al que posiblemente no ha vuelto desde que ha empezado el programa. Esta vez, cuando la camarera le pregunte si va a comer «lo de siempre», sorpréndala negándose y pidiendo algo completamente nuevo.

O vaya a cenar a un establecimiento completamente nuevo para usted. Es un

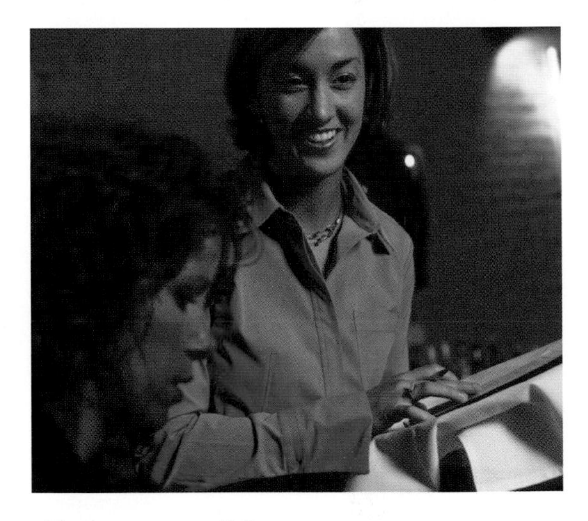

¿Listo para pedir?
Utilice los principios de este programa cuando vaya a cenar fuera y pida una comida sana y deliciosa.

nuevo menú, y la suya es una nueva mirada a la carta. La leerá de otro modo gracias a que ha tomado conciencia de sus elecciones y ha cambiado su relación con la comida.

PASO 2: HACER UN HÁBITO DEL EJERCICIO

Su cambio de relación con la comida va acompañado de un nuevo hábito: hacer ejercicio.

Ha estado activo durante tres semanas y estoy seguro de que se siente mejor y se ve mejor a sí mismo. Piense en que, si tres semanas de ejercicio han conseguido los resultados que usted nota, imagínese lo bien que le sentaría hacerlo siempre.

Esta semana consiga hacer del ejercicio físico un hábito para toda la vida. ¿Cómo? Organizando una rutina de ejercicio que pueda seguir. Si ha pensado en apuntarse a un gimnasio, ésta es la semana indicada para ello. Apúntese a clases o busque un instructor. Decida hacer una cosa u otra; es importante que la haga correctamente. Esto es muy importante sobre todo al utilizar las máquinas con pesas, donde uno puede lesionarse fácilmente.

Sin embargo, no es imprescindible ir a un gimnasio. Quizá prefiera continuar caminando, como ha hecho estas semanas del programa. Pues bien. Quizá quiera caminar más deprisa o empezar a correr. Si es así, organícese la rutina. Piense en lo que va a hacer y apúntelo.

O tal vez quiera hacer yoga o tai chi. O se ha comprado un DVD con una rutina de gimnasia. O le interesa practicar el golf. O la bicicleta. Todas estas opciones son excelentes. Pero recuerde ser constante. No mueva sólo la parte del cuerpo que le resulte más cómoda. Piense en progresar, en que lo va a hacer de por vida. No abandone.

No crea que le estoy diciendo que la actividad que elija ahora será la única que podrá practicar en su vida. No es así. Le puede ocurrir, tras seis meses o un año, que se aburra de una actividad como ir en bicicleta. ¿Cuál es la solución? Llegado ese punto, busque otra actividad. Una vez que usted esté más fuerte y en forma, buscará opciones de actividad física.

Esta semana, haga un hábito del ejercicio

No hace falta que siempre haga lo mismo. Lo importante es hacer ejercicio, sea cual sea. Así como ha establecido una nueva relación con la comida, debe establecer una nueva relación con la actividad física. Si va a comer de otra manera de por vida, también haga ejercicio de por vida. Qué deporte o actividad haga no importa, seguramente cambiará con el tiempo; de hecho, debería cambiar con el tiempo. Pero el hábito ha de perdurar. Mantenerse en forma y sin engordar depende de ello.

Lo importante de esta semana es formalizar su relación con el ejercicio. Establezca una rutina. Así sabrá que el ejercicio es una parte fundamental de su vida. Y no pierda esto de vista.

Elija lo que elija, debe seguir estas dos recomendaciones:

Ejercítelo regularmente y concéntrese. Las investigaciones muestran que incluso períodos de ejercicio leve o moderado ayudan a perder peso y comportan beneficios para la salud. Intente practicar la actividad 40 minutos, de la siguiente manera:

- 10 minutos de calentamiento.
- 20 minutos de actividad.
- 10 minutos de enfriamiento.

Es importante prestar atención al ejercicio que se está haciendo durante la rutina. Si sólo puede hacer 10 minutos, concéntrese completamente durante esos 10 minutos. Es su tiempo y aprovéchelo.

Incluya ejercicio aeróbico, para fortalecerse y para aumentar la flexibilidad en su rutina. He aquí un ejemplo: caminar o usar la bicicleta para calentarse con ejercicio aeróbico, 20 minutos de ejercicios de pesas y 10 minutos de ejercicios de estiramientos para enfriarse. De todos modos, usted puede hacer distintas combinaciones. Quizá un día quiera practicar aeróbic, otro día ir a una clase de yoga donde mejorará en flexibilidad y, un tercero, hacer sólo pesas.

PASO 3: TABLA DE SU ENTRENAMIENTO PARA CONCIENCIARSE CON LA COMIDA

> Es importante prestar atención al ejercicio que está haciendo

Al final de esta semana, se habrá graduado en el curso de entrenamiento para concienciarse de la comida. Es el alma de *Adelgaza en 30 días*. Así que ahora es el momento de diseñar una tabla. En ésta quedará reflejado lo lejos que ha llegado en su cambio de relación con la comida. Y le servirá como punto de partida orientado a la meta que se ha propuesto.

TABLA PERSONAL DEL ENTRENAMIENTO PARA CONCIENCIARSE CON LA COMIDA

Nuevas comidas bajas en calorías (al menos 10)	Comidas altas en calorías (al menos 6)
1.	1.
2.	2.
3.	3.
4.	4.
5.	5.
6.	6.
7.	
8.	
9.	
10.	

Rellene la tabla cuando tenga un momento durante esta semana. Hágalo con cuidado. Parece simple, y lo es, pero resulta muy conveniente, así que no lo olvide.

En la columna de la izquierda escriba las 10 comidas bajas en calorías que haya incorporado en estas tres semanas pasadas. Con «incorporar» no me refiero a «probar», sino a comidas que haya incluido en su lista de la compra habitual. Algunas serán completamente nuevas para usted. Otras serán comidas que había probado de forma ocasional y que, ahora, ha incorporado en su dieta. Por ejemplo, es probable que ahora coma más verduras, más pescado o distintas frutas y postres congelados dietéticos.

Realmente ha conseguido cambiar su relación con la comida

En la columna de la derecha escriba 6 comidas altas en calorías, las cuales usted cree conveniente comer cada tanto, o que tal vez las haya suprimido de su dieta.

No le diré qué debe incluir en cada columna. Si piensa en postres hipercalóricos o en los dos martinis que toma antes de cenar, es correcto. Es decir, puede apuntar fritos, bebidas alcohólicas y postres en la columna de la derecha. Como es su tabla, ha de reflejar su situación con la comida y sus valoraciones.

Si quiere poner más de 10 comidas en la columna de la izquierda y más de 6 en la de la derecha, está bien también. Pero no se exceda. Recuerde que tiene toda la semana para pensar en la lista y afinar un poco.

Al final de la semana, con la lista completada, léala con detenimiento. Mire la columna de la izquierda. Piense en lo lejos que ha llegado con el programa *Adelgaza en 30 días con la dieta visual*. Puede elegir alimentos nuevos y técnicas culinarias nuevas. Realmente ha conseguido cambiar su relación con la comida.

Lea la columna de la derecha. Si piensa mucho en esos productos, significa que aún le queda trabajo por hacer. Pero recuerde que es más larga la lista de la izquierda, lo que implica que ya ha avanzado mucho. Ha conseguido lo esencial.

Vuelva a leer la columna de la derecha. Es muy útil haber apuntado esas comidas. Le hace tomar conciencia de lo fácil que puede ser minimizar el consumo de esos alimentos o encontrar alternativas a ellos. Es bueno mantener fresca esta lista tanto en casa como en el trabajo o un restaurante.

OBJETIVOS PARA LA 4ª SEMANA

- Coma en un restaurante. Utilice su nuevo conocimiento sobre el contenido de las comidas y pida menús como los del programa.
- Decida qué actividad física va a practicar en serio y establezca una rutina.
- Valore sus progresos en el entrenamiento para concienciarse con la comida. Compruebe qué parte ha cumplido correctamente y cuánto le queda por hacer.

LA PIZZA PERFECTA

No es ningún secreto que la pizza no forma parte de los tentempiés bajos en calorías. Pero, si quiere permitirse un capricho, considere la diferencia de calorías entre una pizza Pepperoni de masa gruesa, con carne y queso, y una pizza Margarita de masa fina. Hay 130 calorías de diferencia, que pueden aprovecharse para comer una ración de ensalada y tomar una copa de vino.

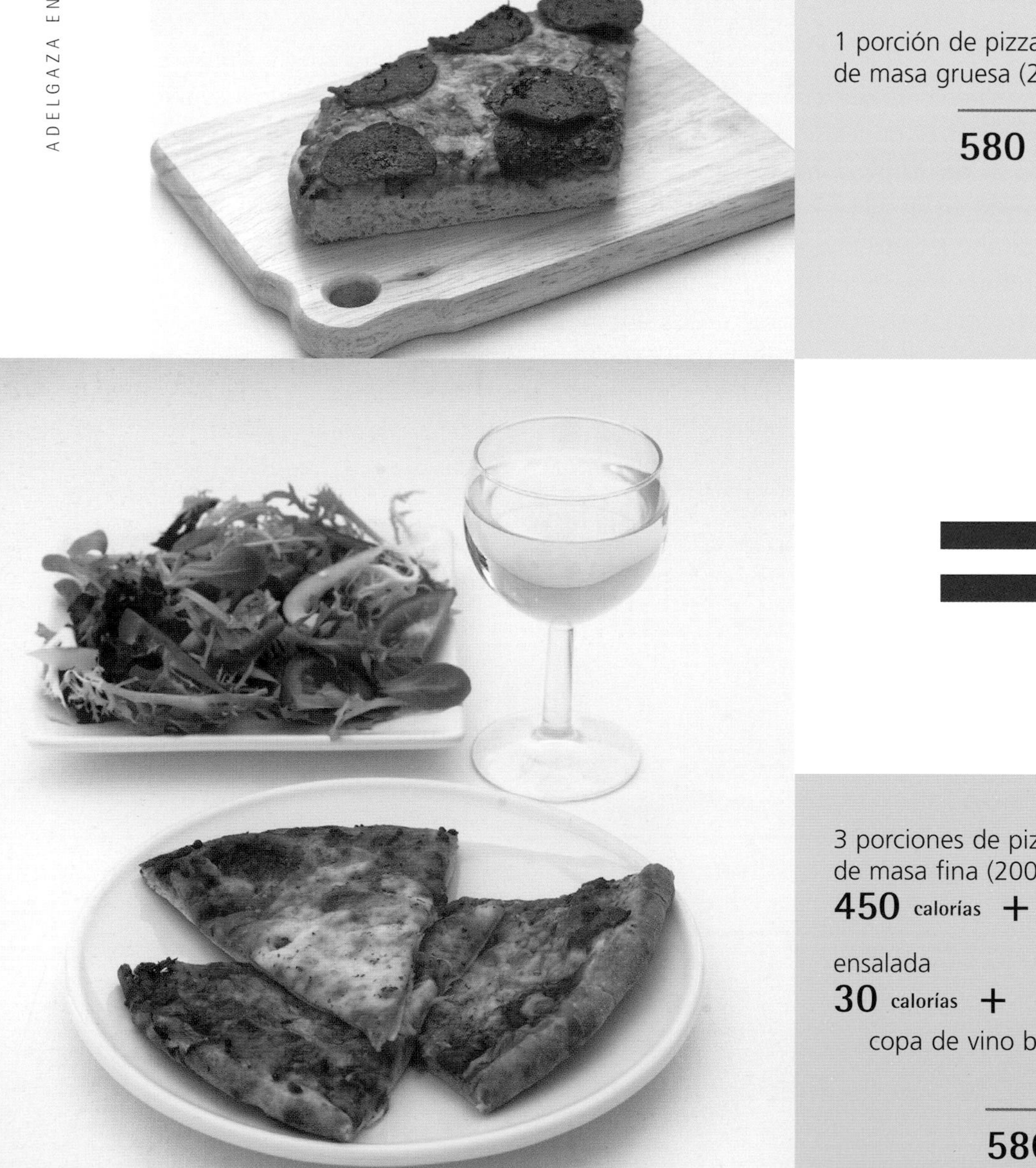

1 porción de pizza Pepperoni de masa gruesa (200 g)

580 calorías

=

3 porciones de pizza Margarita de masa fina (200 g)
450 calorías +

ensalada
30 calorías +

copa de vino blanco (125 ml)
100 calorías

580 calorías

ALGO RÁPIDO

Está de compras y quiere comer algo rápido acompañado de una cerveza. Hace un tiempo, habría escogido un perrito caliente con patatas fritas. Ya no... Elija mejor un saciante sushi, que es una gran combinación de proteínas y carbohidratos, con una macedonia de frutas repleta de vitaminas y una cerveza con menos graduación de alcohol. Gracias al cambio de menú, habrá ingerido 520 calorías menos.

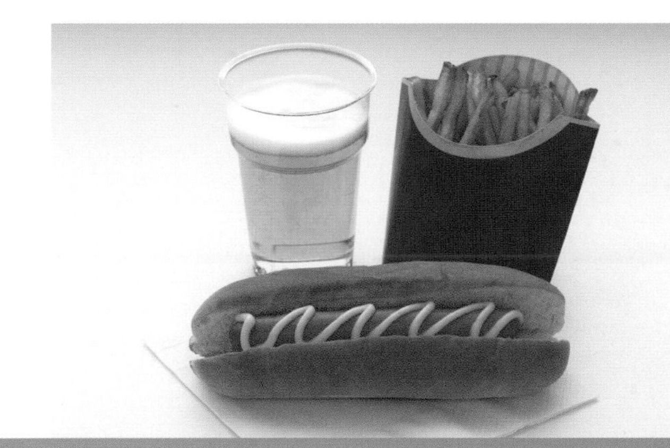

perrito caliente con mostaza
360 calorías +

ración mediana de patatas fritas (110 g)
400 calorías +

vaso de cerveza (275 ml)
150 calorías

910 calorías

VS

sushi (175 g)
220 calorías +

macedonia de frutas (150 g)
100 calorías +

vaso de cerveza baja en alcohol (275 ml)
70 calorías

390 calorías

MEJOR QUE BURRITOS

Vaya a un restaurante mexicano y verá qué rápido aumentan las calorías de los platos, por ejemplo, con nachos con carne o nachos con guacamole. Por no hablar de los burritos con queso y salsas. Pero la comida mexicana no acaba ahí. Observe el plato de la derecha: es delicioso, nutritivo, saciante y bajo en calorías.

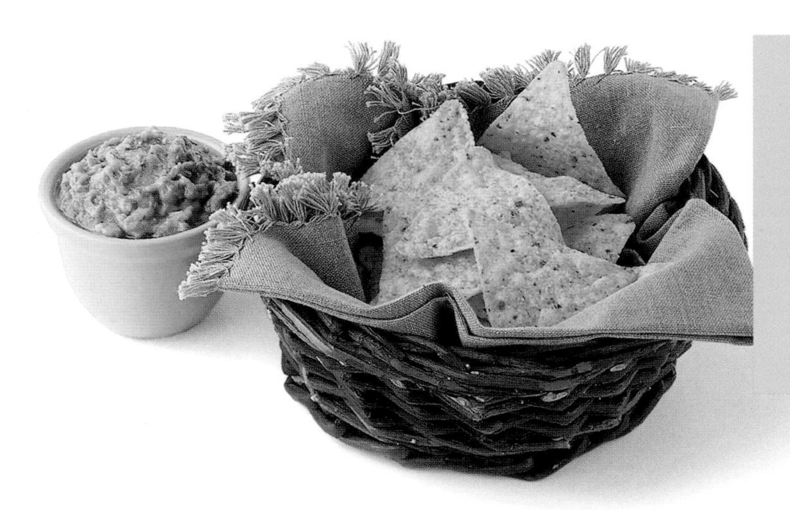

nachos (100 g)
500 calorías +

guacamole (10 cucharadas)
300 calorías

800 calorías

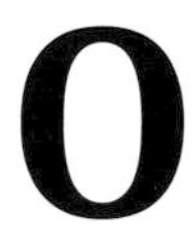

O

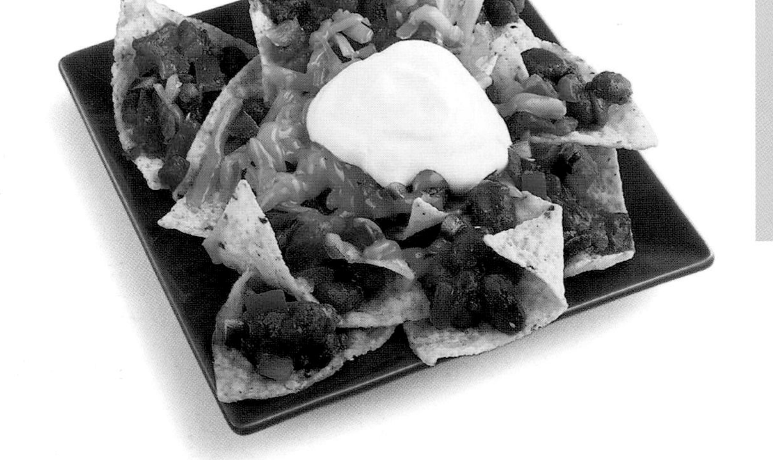

tortitas con carne (150 g)

700 calorías

VS

gambas con hierbas (200 g)
245 calorías +

arroz con frijoles (140 g)
110 calorías +

ensalada verde con tomate
40 calorías +

pimientos a la plancha (30 g)
45 calorías +

copa de vino
blanco (125 ml)
100 calorías

---

540 calorías

«La comida mexicana ofrece una gran variedad de sabores exóticos por un bajo coste de calorías.»

UNA OCASIÓN ESPECIAL

Una cena especial no debería ser sinónimo de comida que engorda. Eche un vistazo a esta comparación. El menú de la derecha es igual de atractivo o más que el de la izquierda. Y tiene más misterio. Es creativo, es decir, requiere cierta imaginación para prepararlo. Es muy adecuado para una ocasión especial y la diferencia de calorías con el de la izquierda es abismal.

«¿Privarse? Eso es duro. ¿Un menú muy restringido? No para usted. Una ocasión especial sigue siendo especial aunque se siga *Adelgaza en 30 días*.»

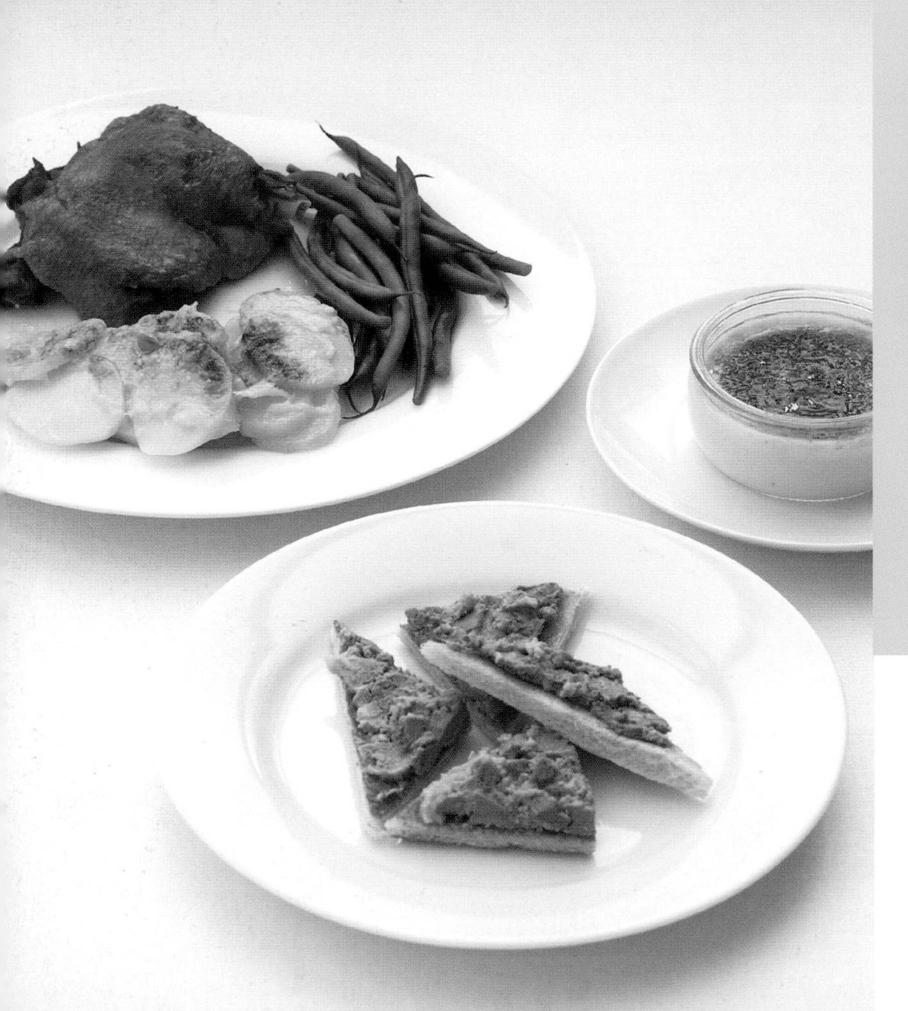

paté de foie (40 g) con 1 rebanada de pan blanco
260 calorías +

pato asado (200 g)
850 calorías +

patatas gratinadas (150 g)
260 calorías +

judías verdes (50 g)
10 calorías +

crème brûlée (100 g)
310 calorías

1.690 calorías

VS

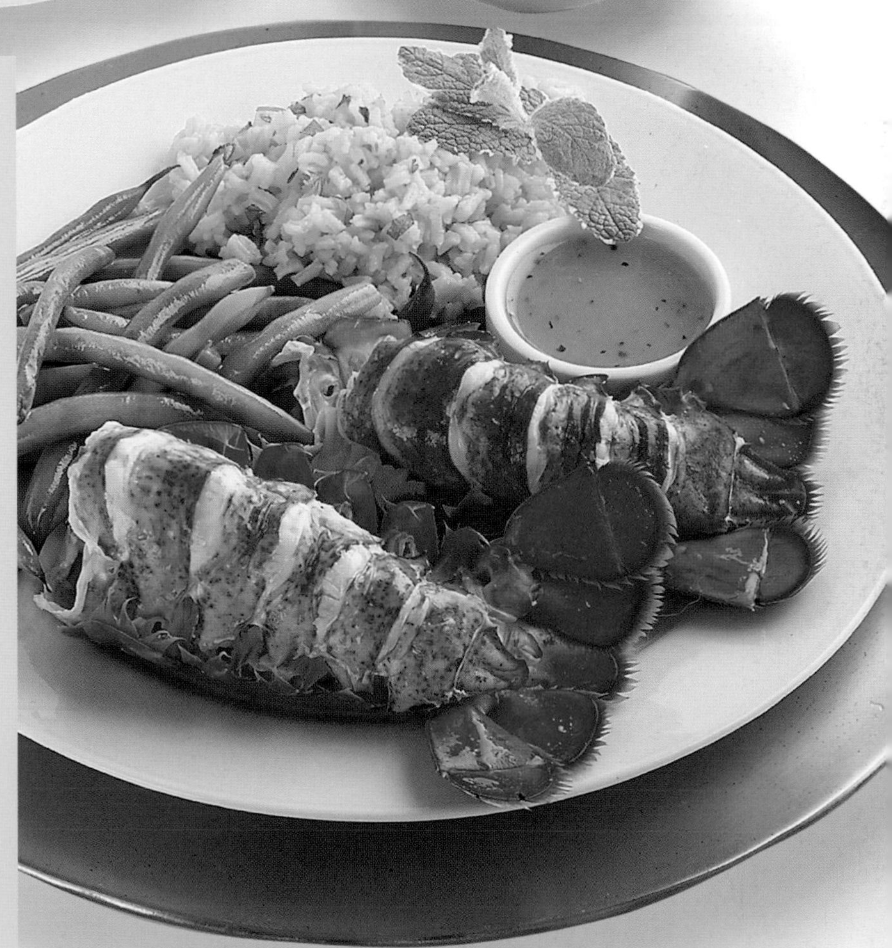

champiñones y ajos salteados (250 g)
100 calorías +

tomates con especias (100 g)
20 calorías +

langosta (230 g)
240 calorías +

arroz con azafrán (70 g)
100 calorías +

judías verdes (50 g)
10 calorías +

salsa de limón (2 cucharadas)
50 calorías +

1 bola de sorbete (60 g) con $^{1}/_{2}$ naranja fresca
100 calorías

---

620 calorías

OPCIÓN DE COMIDA CHINA

Una de las gastronomías más ricas del mundo, la china, ofrece grandes opciones. Algunas de ellas, sin embargo, son hipercalóricas. Es el caso de los siguientes entrantes. Pero como la oferta es enorme, quien elija conscientemente lo que le conviene no tendrá problemas en encontrar platos adecuados. El menú de la derecha, por ejemplo, tiene las mismas calorías que sólo uno de los dos entrantes de la izquierda. Por tanto, elija bien para disfrutar de una buena comida sin pasarse con las calorías.

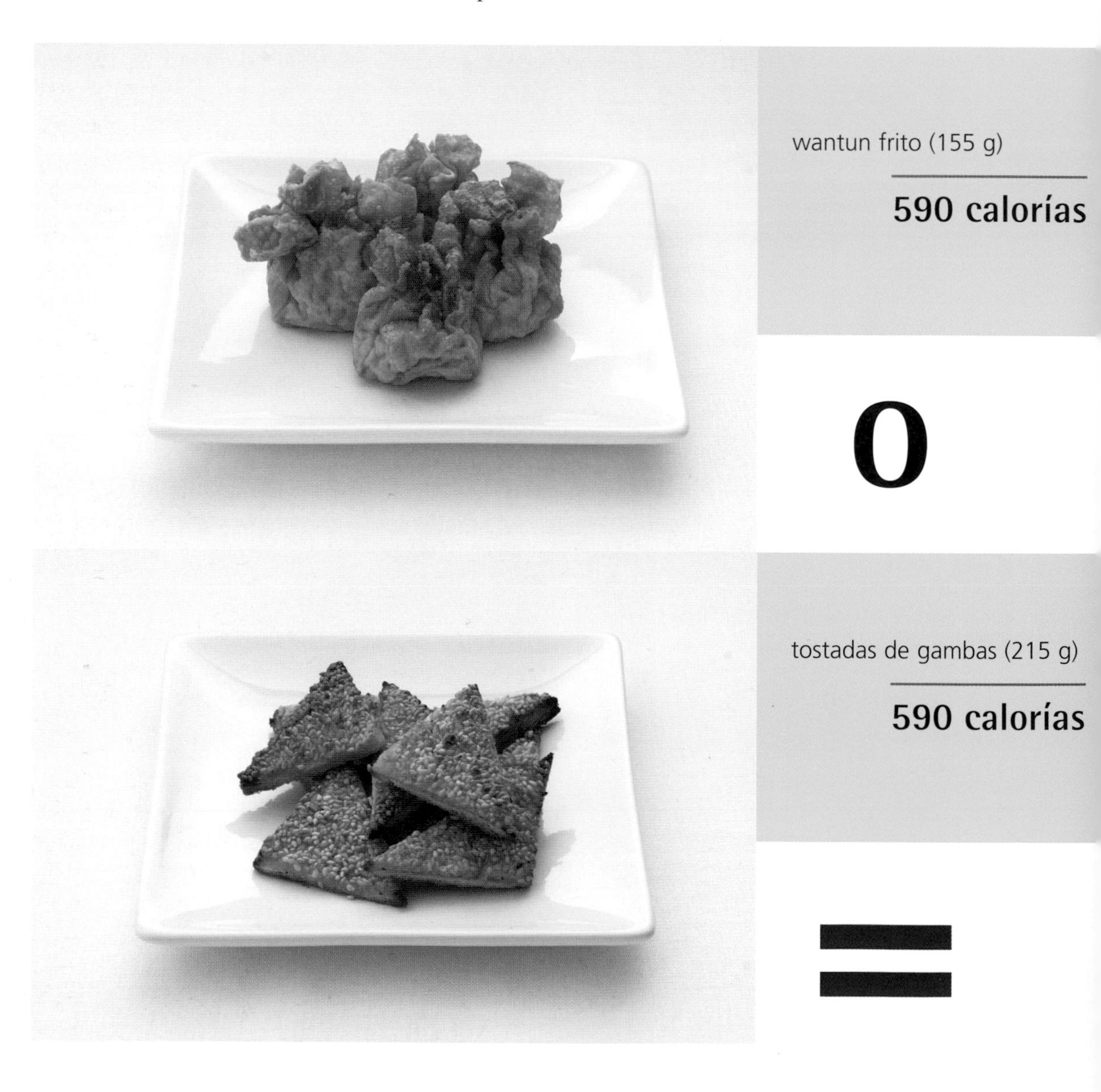

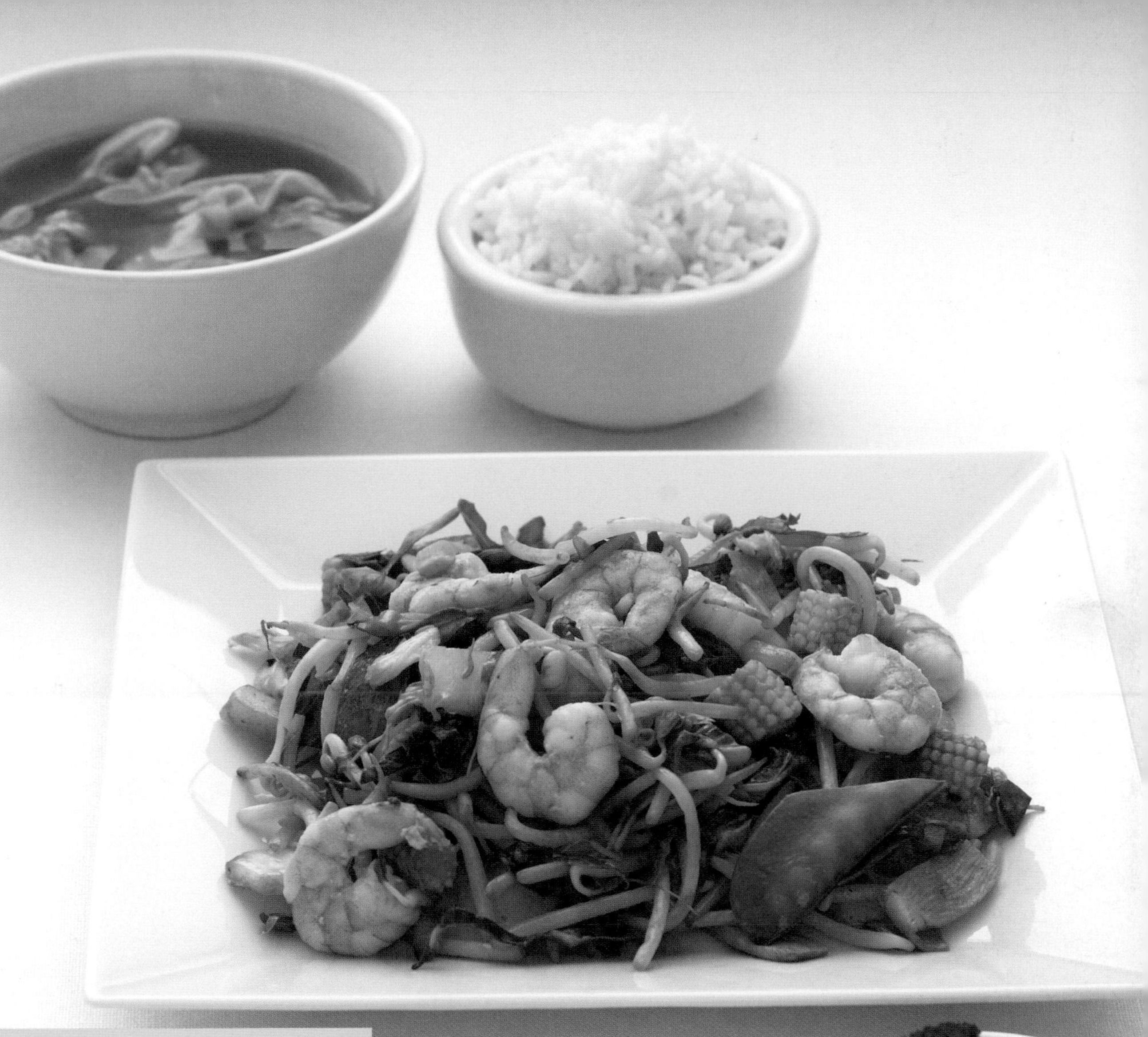

sopa vegetal wantun (200 ml)
100 calorías +

arroz blanco hervido (100 g)
130 calorías +

verdura china con gambas (350 g)
320 calorías +

lichis (60 g)
40 calorías

---

590 calorías

«En este caso, un entrante y un menú completo tienen las mismas calorías.»

A LA ITALIANA

A la mayoría de nosotros nos gusta disfrutar de una comida italiana de tanto en tanto. Pero, como con casi todo, hay opciones acertadas y otras menos acertadas a la hora de contar calorías. A la derecha, encontrará un menú italiano alternativo al de esta página, que es más tradicional: cantidades y sabores similares, contenido nutricional alto y menos de la mitad de calorías.

«Si uno intenta cuidarse, comerá pasta muy de vez en cuando, por lo que conviene saber que no todos los platos italianos contienen las mismas calorías.»

melón con jamón (120 g)
330 calorías +

espaguetis a la boloñesa (300 g)
400 calorías +

tarta de manzana (150 g)
480 calorías

1.210 calorías

VS

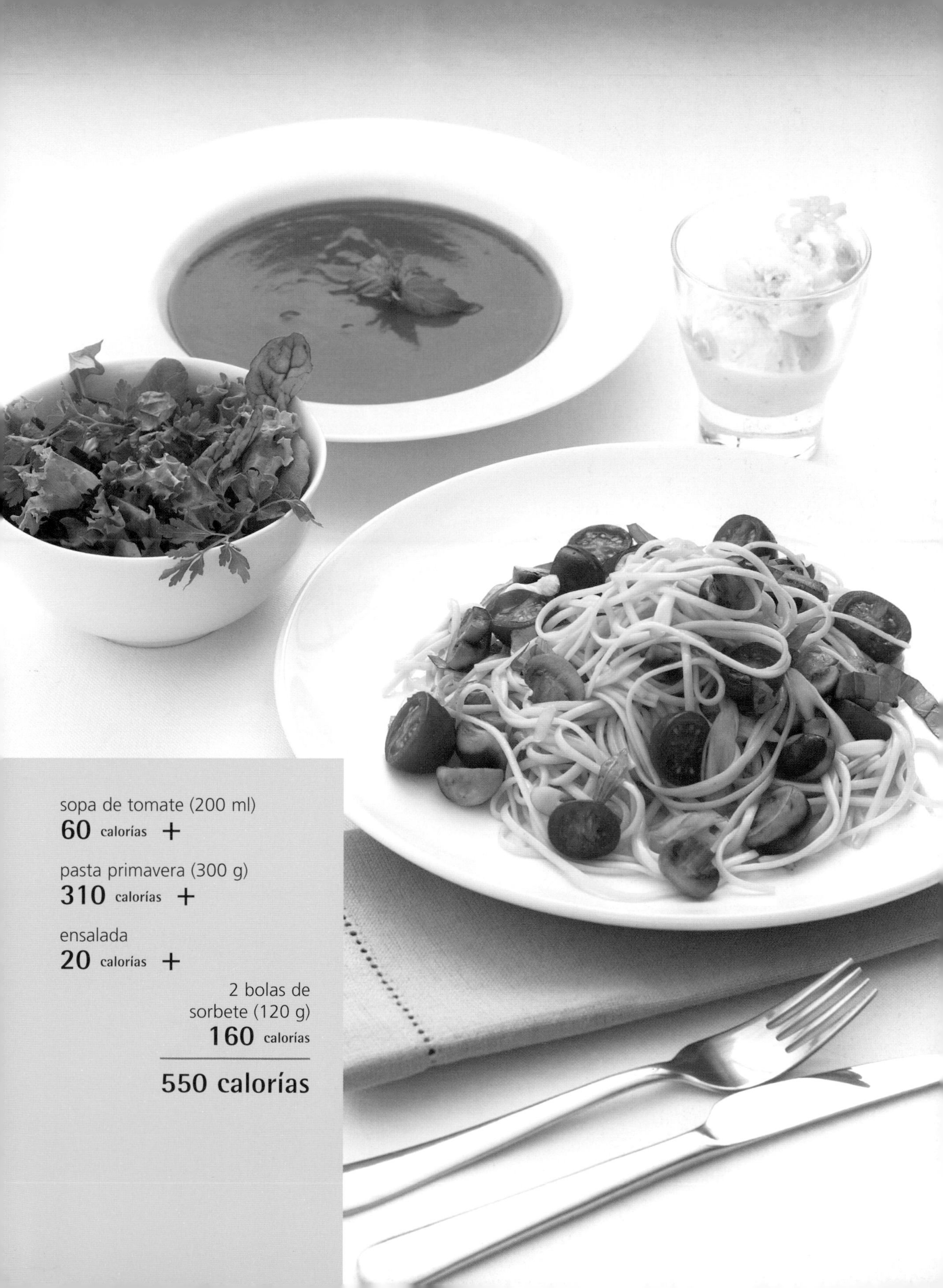

sopa de tomate (200 ml)
60 calorías +

pasta primavera (300 g)
310 calorías +

ensalada
20 calorías +

2 bolas de
sorbete (120 g)
160 calorías

550 calorías

UN SABOR DE LA INDIA

Es muy popular la comida de la India cuando se come fuera. El abanico de sabores, aromas, texturas y colores garantizan un plato atractivo. Pero asegúrese de saber qué está pidiendo, o pagará las consecuencias en calorías. Olvídese de platos como el *biryani*, porque contienen mucho aceite y grasas.

«Las carnes con curry tienen más grasa que los platos elaborados a base de pescado o vegetarianos.»

Y fíjese en el pan: el *naan* tiene un alto contenido en grasas saturadas. Las gambas con *tandoori*, marinadas en yogur con especias, son una opción de menos calorías y más saludable. Sume a esto unas bolitas de pollo con espinacas y disfrute del sabor de la India sin tenerse que preocupar por las calorías.

biryani de cordero (450 g)
800 calorías +

keema naan (100 g)
330 calorías

1.130 calorías

VS

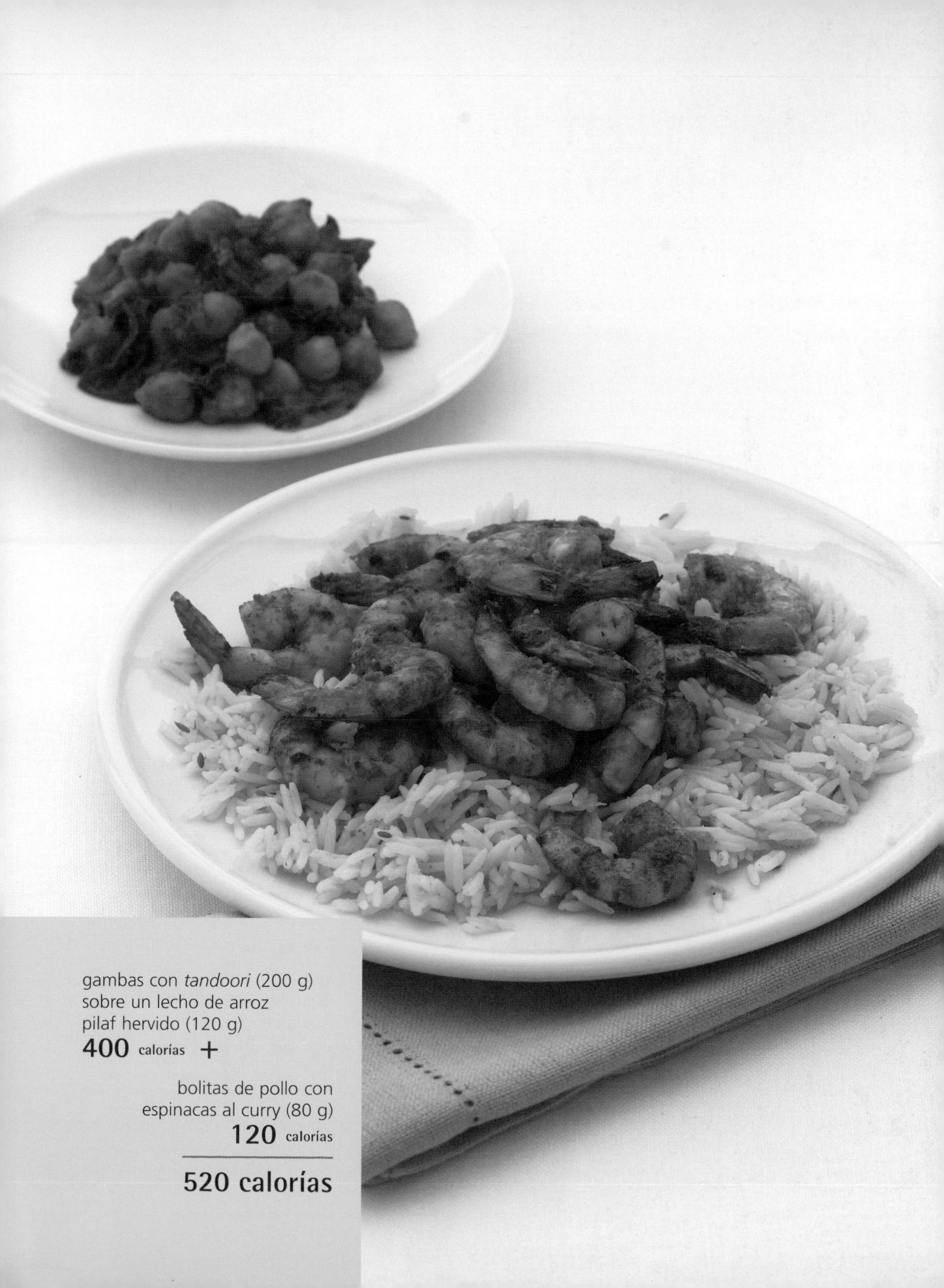

gambas con *tandoori* (200 g)
sobre un lecho de arroz
pilaf hervido (120 g)
400 calorías +

bolitas de pollo con
espinacas al curry (80 g)
120 calorías

---

520 calorías

CAPÍTULO 8: DÍA 30 ¡A CELEBRARLO!

AGENDA: 30º DÍA

Al final del 30° día, usted habrá:

- ◆ Celebrado el final del programa y su inicio de su nueva relación con la comida.
- ◆ Aprendido a elegir las mejores opciones, según *Adelgaza en 30 días*, para las ocasiones especiales.

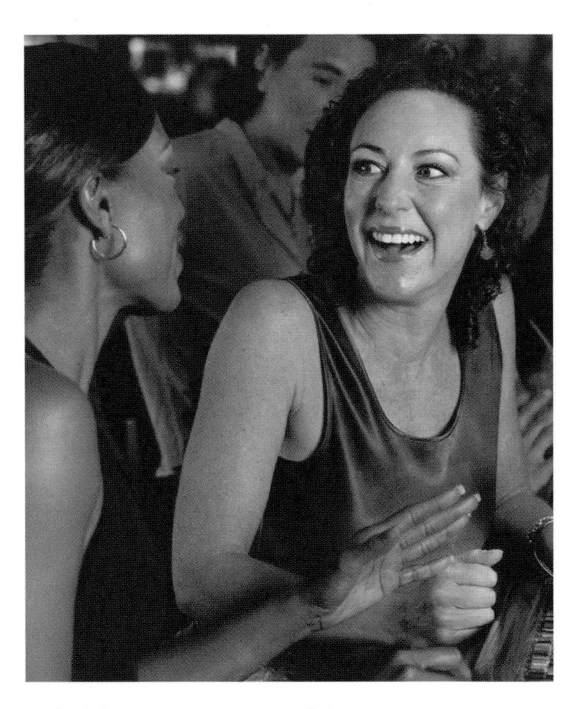

Felicidades muy merecidas
Se sentirá mejor consigo mismo tanto física como mentalmente.

Es el 30º día de *Adelgaza en 30 días*. Es el momento de celebrarlo. Y una manera de hacerlo es aprovechando las opciones bajas en calorías, en cualquier ocasión feliz de la vida: eventos especiales, días festivos y fiestas de cualquier tipo. Para que le sea más fácil, le hablaré sobre pacientes que han sabido alejar las tentaciones y no han sucumbido.

Antes de hablar de qué comer en las ocasiones especiales, queda una cuestión pendiente del programa de 30 días. Para hoy, usted tiene 2 asignaciones.

PASO 1: PESARSE

Súbase a la báscula y verifique su peso. Después abra su diario personal de comidas por la primera página y compruebe cuánto pesaba hace 30 días. Fíjese en la diferencia.

Claro que usted ya tendría al menos cierta idea de esta diferencia de peso. Apuesto a que la ropa le queda más holgada, sus niveles energéticos están en alza y usted se siente mejor consigo mismo. Usted comprende mejor su universo emocional y ha tomado conciencia de lo que come. Además, su cuerpo está más fuerte y sano. Como ya he dicho antes en este libro, no se trata de números en la báscula.

Sin embargo, es cierto que la diferencia de peso puede hacerle tomar conciencia de lo lejos que ha viajado estos 30 días. Está en un sitio completamente distinto de donde estaba hace 30 días, y no sólo en términos de peso. ¡Felicidades!

Antes de cerrar su diario, apunte que sabe que aún le queda mucho espacio para seguir anotando la reducción de peso en semanas, meses e incluso años venideros. Está claro que los primeros kilos que se pierden son sólo el comienzo, no ha llegado al final de nada, sino que ha tenido un exitoso comienzo.

PASO 2: A CELEBRARLO

En general, cuando la gente acaba un régimen o una dieta de adelgazamiento, sale a celebrarlo para darse el gusto de comer aquellas cosas que no podían. Se llenan una y otra vez de todos esos alimentos. Éste es el primer paso hacia el fracaso, porque recuperan el peso perdido y a veces ganan aún más.

Pero usted no ha hecho una dieta para perder peso, sino que ha dado el primer paso para cambiar sus pautas al comer y su actividad física. Y sería poco inteligente celebrarlo volviendo a los malos hábitos.

Quizá un problema sea que la vida esté llena de celebraciones. Y éstas suelen basarse en comida y alcohol, la gente se junta para comer y beber al cumplir años, al graduarse, al casarse, cuando alguien nace y también cuando alguien muere. Pero usted no puede ir por la vida esquivando los eventos por miedo a las opíparas comidas. Nuestro plan le hace cambiar su relación con la comida, no su estilo de vida. Entonces, ¿cómo aplicar *Adelgaza en 30 días* en las celebraciones, los festivos, las ocasiones especiales e incluso las comilonas familiares?

Usted ya sabe la respuesta. Usted ha cambiado su relación con la comida, y esto ha de servirle en cualquier ocasión. Da igual que sea un martes normal y corriente o si cumple años ese martes. Y tampoco importa si es un mes de mucho trabajo o de vacaciones. No hay alimentos prohibidos, y las ocasiones especiales son especiales al fin, pero casi siempre hay una alternativa baja en calorías... y usted sabe cómo encontrarla y tiene el coraje suficiente para elegirla.

OCASIONES ESPECIALES DURANTE EL AÑO

Ya sé que es prácticamente un suicido social dejar de beber y comer en las ocasiones especiales que lo requieren. Piense en el día de San Valentín, con su típica promesa de una cena romántica en un buen restaurante. Y piense en la Pascua con sus huevos de chocolate y las comilonas familiares. Por no hablar de la cantidad de alcohol que se sirve en Noche Vieja. ¿Y en Navidades? ¿Cómo se supone que hará usted para pasar esos días en los que ya sabe cómo se celebran?

Los primeros kilos que se pierden son sólo el comienzo

Sé, por mis pacientes y otra gente que intenta perder peso o mantenerse en forma, que esta época del año puede causar un gran sentimiento de malestar, e incluso aprensión.

Claro que en el caso de las Navidades se trata más de un período de estrés y ansiedad que de una celebración tranquila para la mayoría de la gente, tanto si intentan perder peso como si no. Hay mucho que hacer, demasiadas expectativas, etc. Se supone que hay que pasárselo bien y sentirse genial. Estamos obligados a ser felices, y esta obligación puede provocar estrés y ansiedad.

Aún peor, la atmósfera de fiesta está por doquier. Hay cenas de oficina, vermut... y luego llega la Noche Vieja —ya sabe, hay una fiesta en marcha—. Para aquellos que están pasando un mal momento emocional, estas fechas sólo agravan la situación recordándoles constantemente lo mal que se sienten; he aquí otra causa de ansiedad.

Para quienes han tomado conciencia de su peso, hay otra cuestión que afrontar: «¿Cómo haré para pasar estos días en los que se come tanto?». En Navidades hay demasiadas ocasiones especiales repletas de comida, donde lo importante no es cada comida, sino el número de eventos donde la comida es el centro de atención y el comer y beber es la actividad principal. Todas estas ocasiones pueden servir de pretexto para comer platos hipercalóricos. Sin embargo, a medida que pasan los días, usted se da cuenta de que hay demasiadas ocasiones que pueden servir de pretexto; de hecho, hay una sucesión de fiestas día a día.

CONSEJOS PARA PERDER PESO DURANTE LAS NAVIDADES

Este período del año crea problemas a las personas que intentan perder peso o mantenerse

> **Las Navidades pueden provocar un verdadero malestar**

en forma. La filosofía de *Adelgaza en 30 días* le dice lo mismo que para otros momentos: elija los alimentos más bajos en calorías que pueda. No consuma calorías innecesariamente, asegúrese de seguir su rutina de ejercicios y rechace la privación de ciertos alimentos. Recuerde comer gran variedad de alimentos y que ninguno está prohibido.

A continuación, le daré algunos consejos para poder aplicar la filosofía del programa.

¿Va usted a una fiesta? No olvide hacer ejercicio y picar algo antes de ir. Así, no llegará hambriento. Ya sabemos que sería contraproducente.

Arranque de cuajo el hambre con una fruta, por ejemplo, bañada con dos vasos de alguna bebida dietética.

Una vez que esté en la fiesta, recuerde que los estudios indican que la gente come más en las ocasiones en las que hay bufete libre. Aunque no esté tan hambriento, ya que ha picado antes, intente mantener sus distancias con la zona de comida, donde los invitados se abalanzan sobre quesos, salsas, panes, mayonesas... Todo, por supuesto, alto en calorías. Si usted está en un cóctel, seguramente después llegará el catering, donde probablemente encontrará alimentos bajos en calorías.

Por último, diré unas palabras sobre el al-

CONSEJO DE SALUD: DISFRUTAR LA COMIDA

Científicos de Suecia y Tailandia concluyeron que al disfrutar de la comida son mayores los beneficios de salud que ésta comporta.
Cuando se sirvió un simple plato tailandés a dos mujeres de los dos países, se comprobó que la mujer tailandesa absorbió significativamente más hierro que la sueca, la cual encontró la comida demasiado especiada. Esto evidencia que en el cerebro tiene lugar la primera fase de la digestión, desde donde se envía la señal al estómago para que empiece a segregar los jugos gástricos e iniciar el proceso digestivo. En cambio, una comida que no gusta puede reducir la motilidad del tracto digestivo.

Conclusión: es importante disfrutar de la comida porque nos satisface y mejora nuestra salud. ¡Disfrutar de la comida le hará bien!

cohol. Hay estudios que refuerzan la hipótesis que demuestran que las bebidas alcohólicas despiertan el apetito. En realidad, estos estudios indican que la bebida induce a la gente a comer más cantidad, más rápido, durante más tiempo y continuar comiendo incluso aunque esté llena. Encima, las bebidas alcohólicas suelen tener muchas calorías. Y usted no necesita ninguna investigación para deducir que beber puede reducir su resistencia a la tentación, por ejemplo, de comidas que engordan.

La primera bebida debe ser un refresco o agua mineral

Por tanto, un consejo para quien quiera perder peso: el alcohol es alto en calorías, le hace comer más y probablemente le induzca a comer alimentos que engordan.

Para esta situación, yo tengo un consejo general y muy eficaz: que la primera bebida sea un refresco o agua mineral. Si lo prefiere, beba agua con limón, o lima. ¿Por qué? Bajará al estómago rápidamente.

Mis pacientes han comprobado que beber un vaso de agua con limón, por ejemplo, les provoca el mismo efecto social que un whisky doble con hielo, y esto sin el peligro potencial de caer en los malos hábitos alimentarios.

Cuando ya haya bebido su primera copa, pida vino o cerveza. Aunque sería mejor que volviera a pedir un refresco o cualquier bebida sin alcohol. En caso de que esté en una cena, pida agua y alcohol a la vez, así podrá alternar entre una y otra. Es una manera de no beber tanto y rebajar el impacto de la comida.

EL VIAJE DE PERDER PESO DE FORMA PERFECTA

Bien hecho. Ha llegado al final del programa de 30 días, pero ya se habrá dado cuenta de que no ha llegado al final del libro. ¿Qué queda pendiente?

Ya le he dicho varias veces que el programa era como empezar un viaje. Durante estas cuatro semanas usted se ha provisto del equipaje necesario, es decir, sabe leer las etiquetas nutricionales de los productos, cómo comprar para seguir el programa, qué tipo de elecciones debe hacer para la comida, la merienda y la cena, así como detectar y expresar sus carencias emocionales. Ha adquirido coraje y, en el caso de que tenga hijos, les ha ayudado a conseguir ese coraje; ahora comer es una cosa distinta, como un nuevo sendero.

Como todos los senderos, esta nueva manera de comer puede tener algunos baches. De esto hablaremos en el próximo capítulo. De momento, ¡a celebrarlo!

En su viaje, ha tomado la dirección correcta, que es *Adelgaza en 30 días con la dieta visual*, y toda una vida de buen comer.

OBJETIVOS PARA SU 30º DÍA

- Pésese.
- ¡Celébrelo! Ha empezado un nuevo camino.

COMER AL AIRE LIBRE

Es un día caluroso de verano y tiene ganas de comer algo fuera. Si le apetece comer sano y bajo en calorías, piense en las opciones de la derecha. Atractivas y deliciosas gambas con ensalada sobre rebanadas de pan de centeno... un primer plato de sólo 250 calorías. Acompáñelo con una ensalada de legumbres, galletas saladas, fresas y una copa de cava. No puede comer de forma más saludable por 600 calorías.

«Es mejor saciar el hambre con una comida sana y baja en calorías que con una hipercalórica y que ofrece pocos beneficios nutricionales.»

bocadillo de pollo con mayonesa y ensalada
660 calorías +

patatas fritas de bolsa (60 g)
320 calorías +

lata de refresco de cola (330 ml)
140 calorías

1.120 calorías

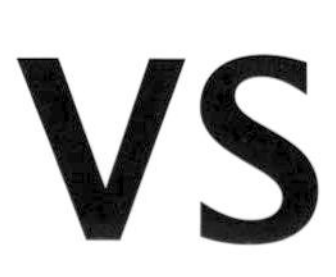

gambas (100 g) con mayonesa ligera (1 cucharada)
160 calorías +

ensalada
10 calorías +

3 rebanadas de pan de centeno
150 calorías +

galletas saladas (25 g)
100 calorías +

ensalada de legumbres (110 g)
120 calorías +

fresas (150 g)
40 calorías +

copa de cava (125 ml)
90 calorías

---

670 calorías

LOS INGREDIENTES BÁSICOS PARA UNA BARBACOA

Como dijo una vez un paciente: «Las patas de pollo parecen la cantidad de comida que te comerías mientras decides qué comer». Compárelas con la cantidad de comida de la derecha. La lección es simple: por el mismo número de calorías de esas dos patas de pollo, puede comer mucho más, más variado, más sano y sentirse lleno.

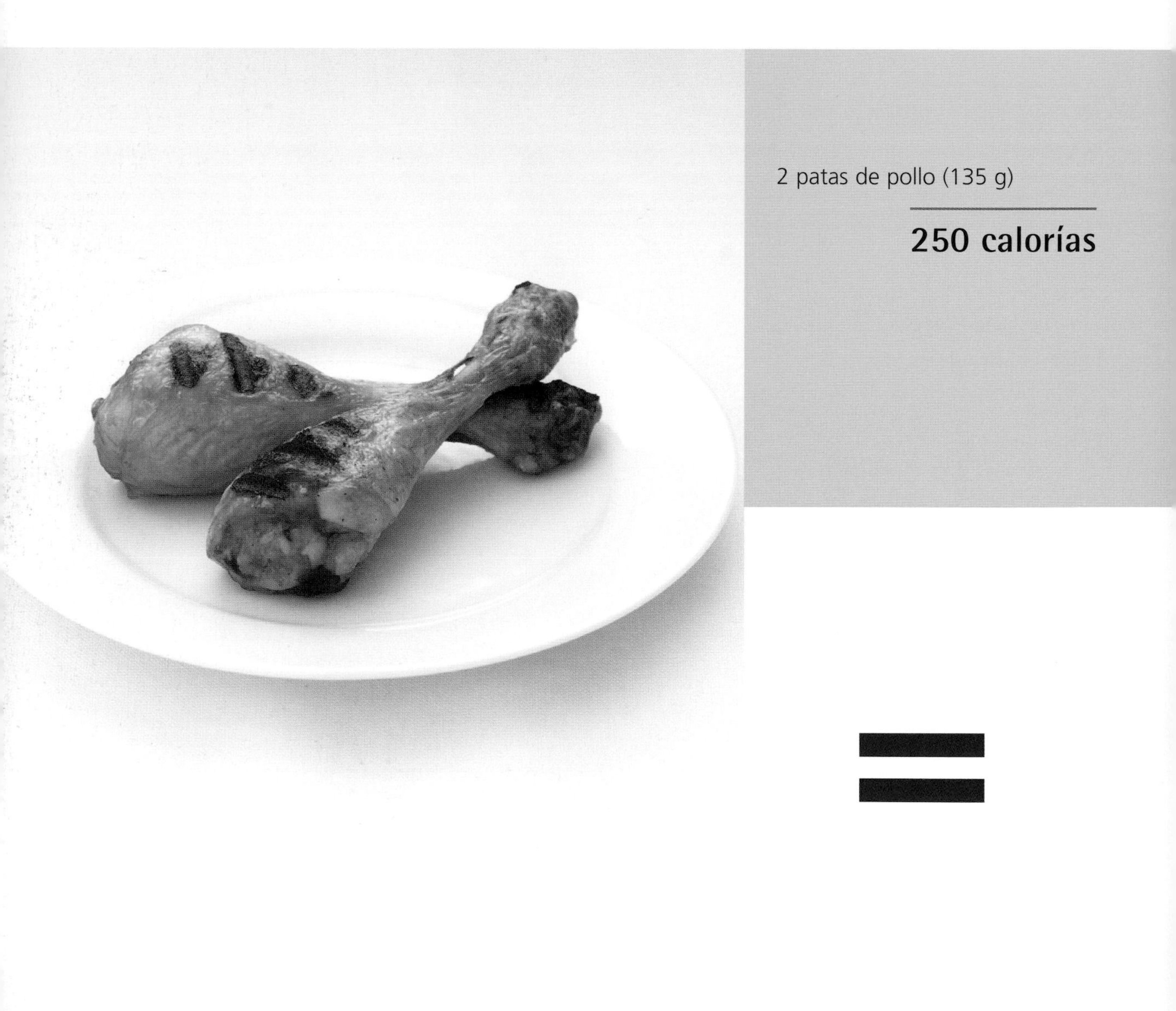

«Recuerde esta comparación la próxima vez que vaya a preparar una barbacoa.»

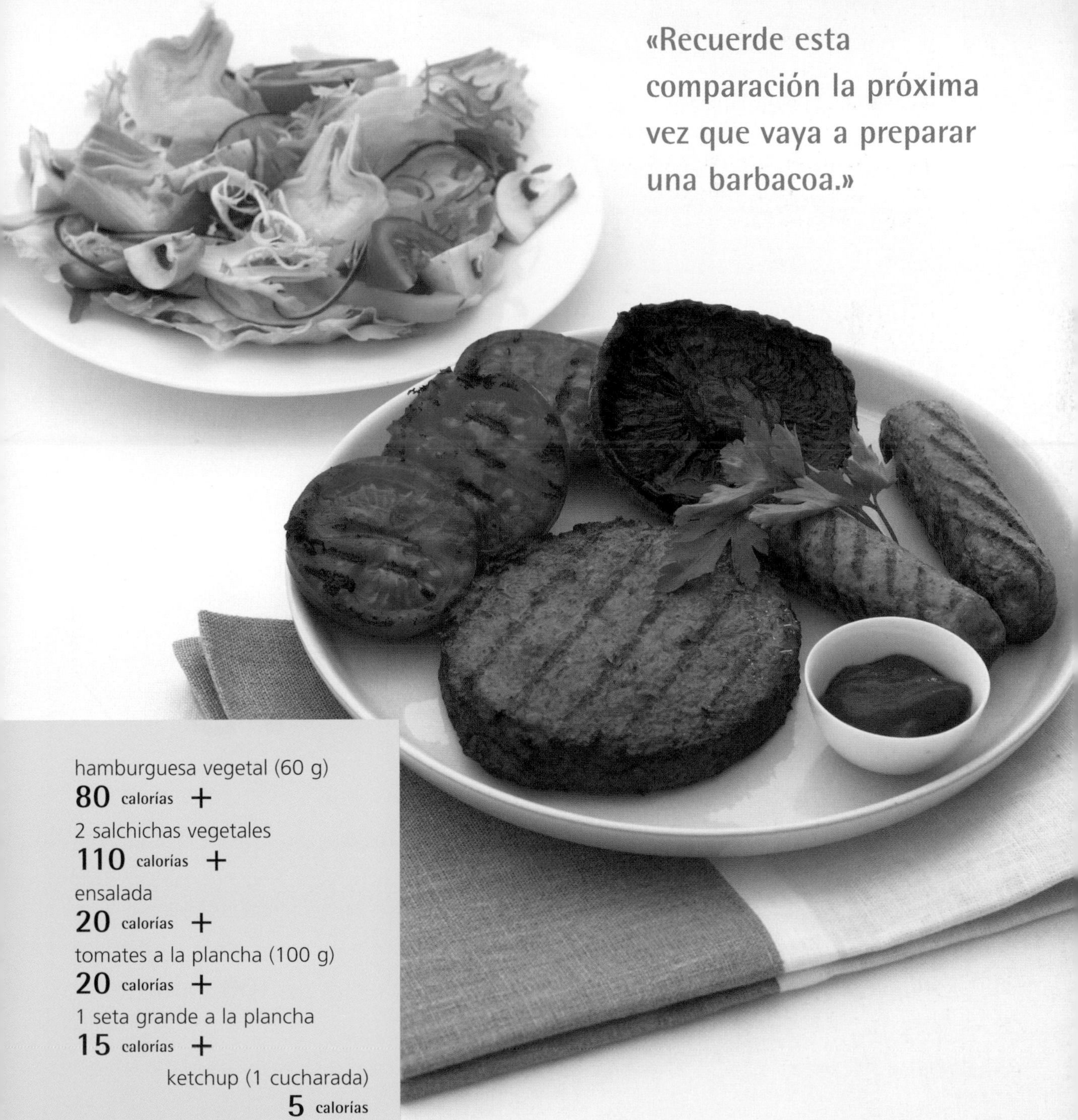

hamburguesa vegetal (60 g)
80 calorías +
2 salchichas vegetales
110 calorías +
ensalada
20 calorías +
tomates a la plancha (100 g)
20 calorías +
1 seta grande a la plancha
15 calorías +
ketchup (1 cucharada)
5 calorías

250 calorías

MEJOR COMIDA CASERA

Estas porciones de *quiche* son deliciosas. Y son muy tentadoras como muchos de los platos que se sirven en las fiestas. Pero, antes de saber lo bueno que está, ya se ha comido 600 calorías y ni siquiera se ha quedado lleno. ¿Por qué no optar por salmón ahumado, pepinos y alcaparras? Tardará más en comer el plato, le satisfará y habrá consumido sólo 300 calorías.

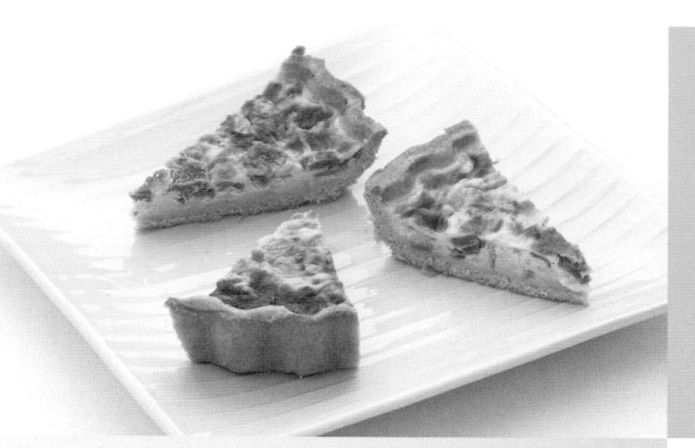

rebanadas de *quiche* (210 g)

600 calorías

VS

salmón ahumado (210 g), pepino y alcaparras

300 calorías

CRUDITÉS PARA CADA DÍA

Estos rollitos de primavera son pequeñas bombas calóricas, que explotarán en cuanto se los coma. Además, ofrecen muy poco valor nutricional. Si le interesan los nutrientes, elija crudités con pan de pita integral, que son alimentos frescos y ricos en vitaminas. Tómese su tiempo para saborearlos con guacamole, humus y salsa de yogur.

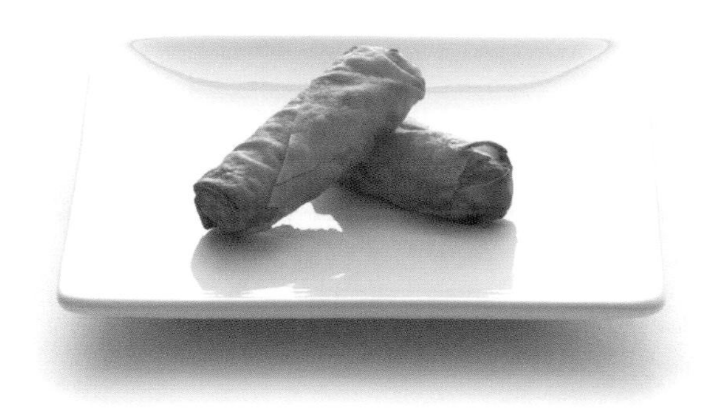

2 rollitos de primavera (30 g c/u)

260 calorías

«Tanto el guacamole como el humus contienen un tipo de grasa beneficiosa.»

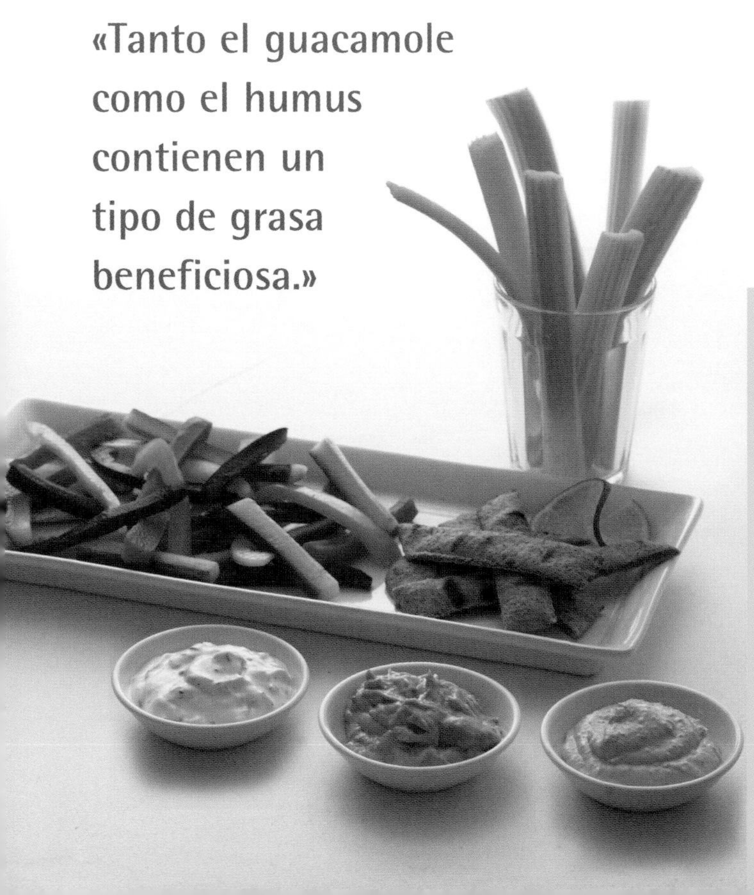

$^{1}/_{2}$ pan de pita integral
50 calorías +

guacamole (2 cucharadas)
60 calorías +

humus (2 cucharadas)
60 calorías +

salsa de yogur (3 cucharadas)
30 calorías +

crudités de apio (330 g)
60 calorías

260 calorías

LOS MEJORES CANAPÉS

¡Qué fácil es comer uno tras otro! Fíjese en los canapés de pasta de la izquierda. ¿Puede verlos? Se trata de un plato muy pequeño para el coste calórico que tiene. Puede comer el mismo número de calorías eligiendo el menú de la derecha —todos esos platos— y se estará haciendo un favor nutricional mientras satisface su apetito.

«Si se come unas cuantas pastas saladas, habrá consumido un número sustancial de calorías, y aún faltará la cena.»

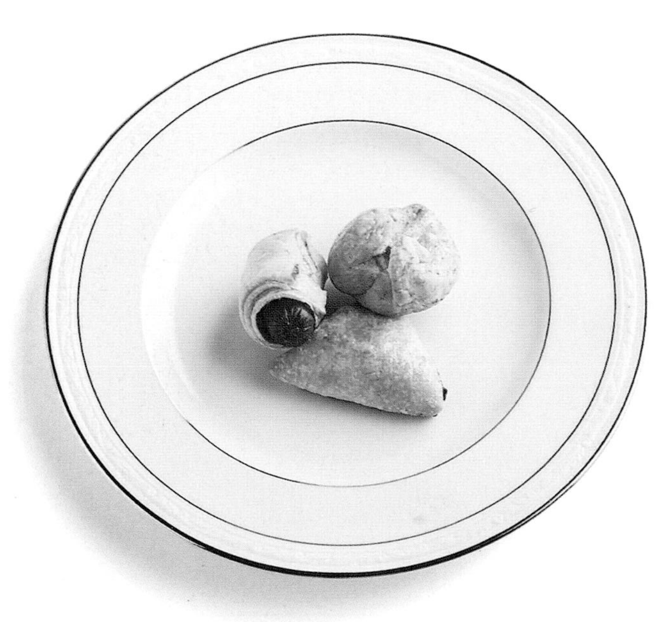

pastas saladas (60 g)

290 calorías

=

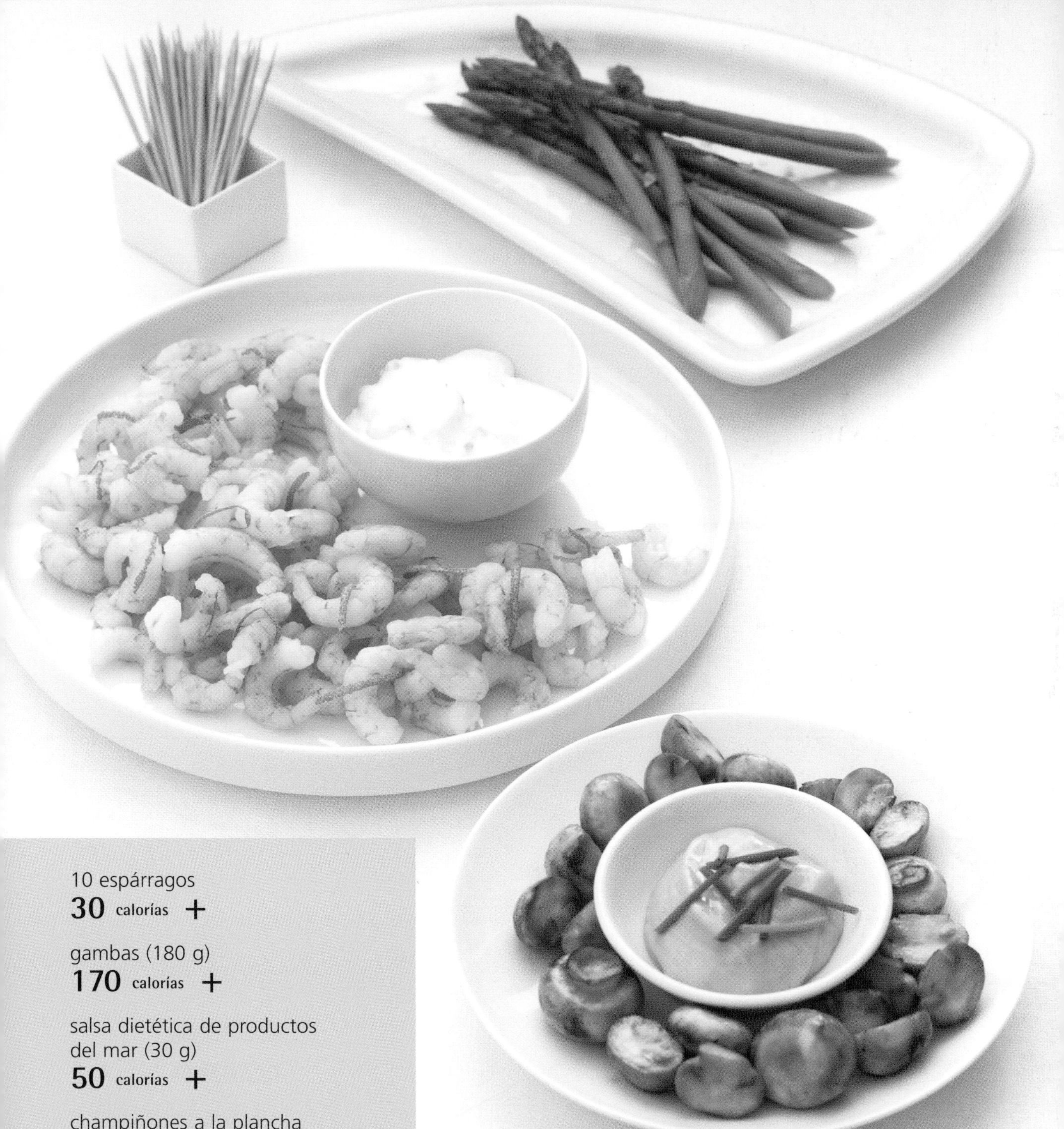

10 espárragos
30 calorías +

gambas (180 g)
170 calorías +

salsa dietética de productos del mar (30 g)
50 calorías +

champiñones a la plancha o a la brasa (75 g)
10 calorías +

salsa de yogur y ajo (50 g)
30 calorías

---

290 calorías

BRINDEMOS

Está claro que no le recomiendo que se beba todas las copas que hay en la derecha, pero fíjese en todo lo que podría beber y celebrar por las mismas calorías que si se bebiera una piña colada. Y, si se trata de celebrar, lo mejor es el cava.

«La mayoría de las calorías de la piña colada proviene de las grasas saturadas (las malas), y están en la crema de coco.»

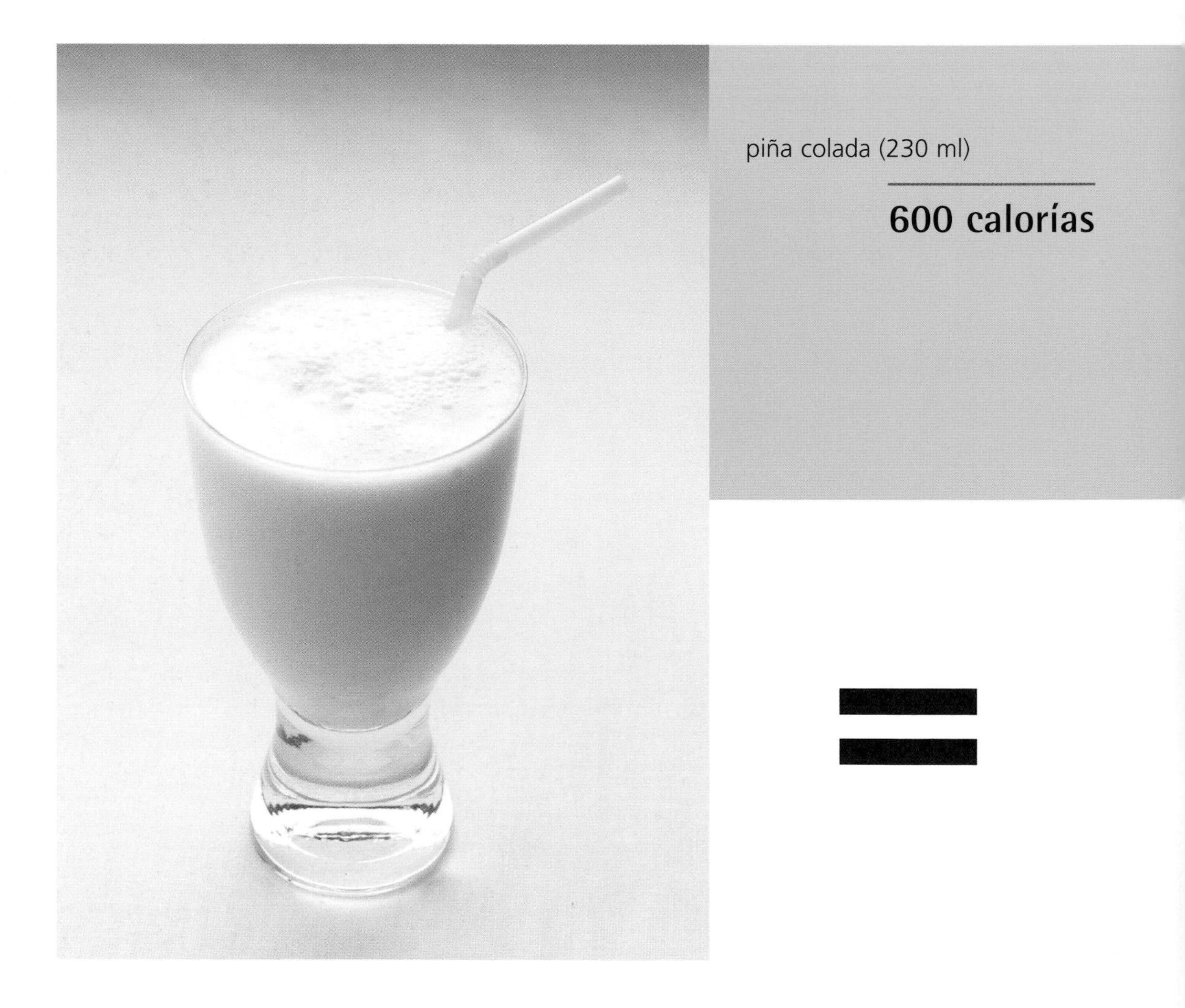

cava (2 x 125 ml)
180 calorías +

vino tinto (4 x 125 ml)
360 calorías +

vino de Jerez (50 ml)
60 calorías

---

600 calorías

CAPÍTULO 9: SIN DIETA: UN PLAN PARA TODA LA VIDA

Lo he visto cientos de veces: una paciente viene a la consulta después de unas vacaciones de una, dos o tres semanas. Ella sabe que ha vuelto a los malos hábitos de comida. Además, está segura de que ha aumentado unos kilos aunque la báscula dice lo contrario. No puede creerlo, un mes fuera de casa y ha vuelto más delgada.

¿Por qué estaba esta mujer tan sorprendida? ¿Por qué todos estos pacientes que saben que se han desviado se sorprenden tanto? Porque las vacaciones son algo fuera de la rutina de su vida cotidiana. Es tiempo que se pasa en otra parte, un descanso, incluso de nuestro programa. O al menos usted lo siente así. Se va a otra parte para ver otras cosas, experimentar nuevas aventuras y divertirse. Así, se le ocurre ir a visitar lugares exóticos, saborear la cocina local, volver a su hotel predilecto donde sabe que la comida es excelente... porque comer bien es una parte integral de lo que constituye unas buenas vacaciones. Entonces, ¿cómo es que después de todo no ha aumentado de peso? La respuesta es que, alguna vez, comenzó el programa *Adelgaza en 30 días*, y al interiorizar los principios y concienciarse de las diferentes opciones de comidas, nunca podrá volver a los malos hábitos. Simplemente, no puede.

Está totalmente preparado para enfrentarse a los peligros

Adelgaza en 30 días con la dieta visual es un viaje. Hay dificultades en el camino, algunas están ocultas y otras son más evidentes. Quizás usted las vea, aunque, si no, está totalmente preparado para enfrentarse a los peligros, listo para abrirse camino evitando los obstáculos que puedan aparecer. Déjeme mostrarle a qué me refiero. Comenzaremos con obstáculos obvios.

ATACAR CON UN TENTEMPIÉ

Son las 11 de la noche. Ha cenado hace dos horas y está satisfecho con lo que ha comido. Está cansado y a punto de acostarse. Pero, sin que tenga ninguna lógica, siente que se está muriendo de hambre. ¿Qué debe hacer?

O son las 3 de la madrugada y está sentado en la cama. Lejos de tener ganas de dormir, siente un irresistible deseo de algo salado o crujiente. Antes de poder pensar en ello, se encuentra descalzo yendo hacia la cocina.

O, son las 4 de la tarde. Ya ha tomado el desayuno y la comida ha sido copiosa; sin embargo, después de haber trabajado arduamente, siente que le vendría bien una pausa y comer algo dulce para poder continuar.

¿Cómo evitar estas crisis y no picar nada? No puede. No existe el momento inadecuado para comer. La idea de que si come algo antes de ir a dormir no tendrá suficiente tiempo para quemar las calorías no es cierta. También es dudoso si comer en mitad de la noche puede provocar que luego no duerma. La teoría de que una sola tarde en que pique será el primer paso hacia la resbaladiza pendiente que le llevará a aumentar de peso es totalmente errónea.

Usted ya estará habituado a enfrentarse a

estas situaciones de riesgo en mitad de la noche.

Hablamos de este tema en el capítulo 3, cuando debía ir a comprar en el 1er día del programa *Adelgaza en 30 días con la dieta visual*. Lo que en esa oportunidad compró representa las opciones de comidas que tiene previstas para cuando ataque un tentempié en una pausa del trabajo o en mitad de la noche.

Hay muchas maneras de disfrutar el placer de un postre

Cuando sienta un gran deseo de algo dulce o crujiente, pruebe con los palitos. O mastique gominolas para reducir el apetito. Y, si aún siente un vacío en el estómago, tome un yogur desnatado o un postre congelado bajo en grasas.

Cuando el ataque ocurra durante el día y esté en la oficina, tendrá otras alternativas y ya sabrá qué hacer.

Intente alimentos altos en fibra, por ejemplo, una fruta. Así saciará esa sensación de vacío al mismo tiempo que estará comiendo sano.

EL DILEMA DEL POSTRE

¿Tomar o no tomar postre? Parece la pregunta eterna. Y ya sabe la respuesta: depende de usted. Preste atención y escoja la opción más baja en calorías. Recuerde que hay muchas maneras para disfrutar el placer de un postre: yogur congelado, sorbetes o frutas frescas... todos deliciosos y bajos en calorías.

En algunas ocasiones, el dilema es aún más problemático. Suponga que le han invitado a una cena. La comida fue deliciosa, tal vez un poco alta en calorías, pero usted comió muchas verduras, tomó poca carne y evitó la salsa sin que representara un gran sacrificio. Pero,

UNA MADRE GENIAL

«Mi generación no creció con madres que hacían ejercicio y que tenían buenos hábitos alimentarios. Pero yo quiero que mi hija tenga una madre así», explica Joanne Rush del grupo Chicago 7.

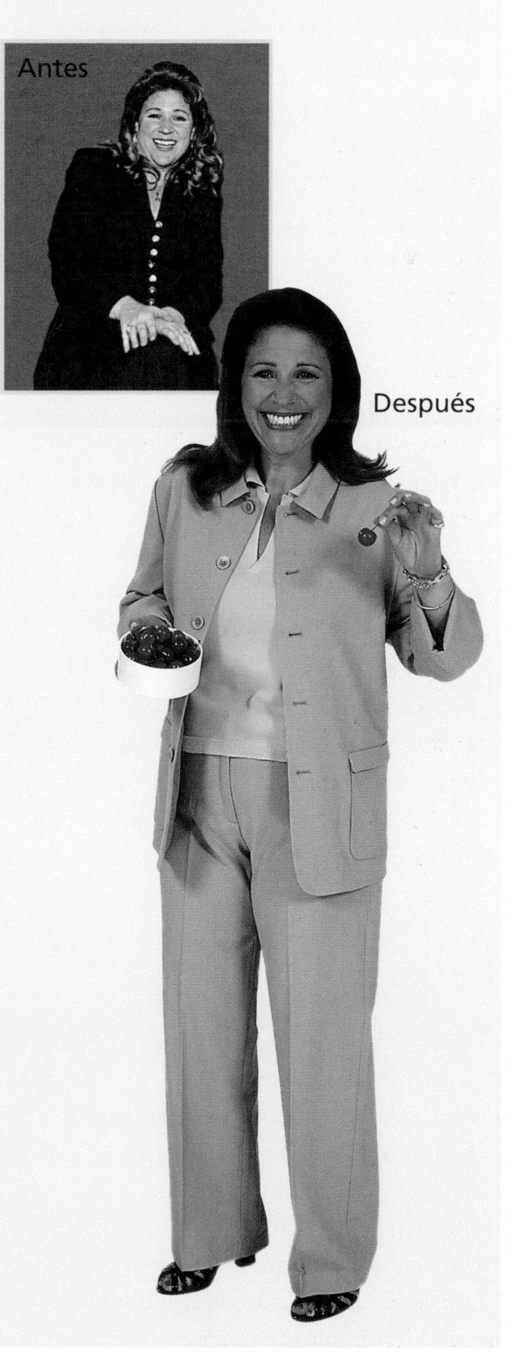

para el postre, la anfitriona aparece con un fantástico pastel de chocolate casero. ¿Qué debe hacer?

Una posibilidad es tomar el pastel porque lo está deseando. Punto y aparte. Otra es pensar que resultaría ofensivo no aceptar lo que tan amablemente le ofrece su anfitriona. Pero, ¿realmente quiere esas 400 calorías que tiene el pastel? ¿Y si sólo da un mordisco para saciar su deseo, no resultará aún más ofensivo? El hecho es que es totalmente aceptable y no ofenderá a nadie, si dice: «No, gracias», cuando llegue el momento. Sin embargo, si cree que es necesario dar más explicaciones, puede hacerlo de muchas maneras, por ejemplo: «La cena fue tan buena que no me queda sitio para nada más» o puede aclarar que es «alérgico al chocolate» o que está «controlando su peso». La gente lo entenderá.

La abstinencia sólo hará que lo desee más

Con el postre, como con cualquier comida, ser estricto no puede funcionar, y la abstinencia sólo hará que lo desee más. No tenga miedo a los postres. Observe cuidadosamente las opciones y elija la que es más conveniente para usted.

TENGA UNAS VACACIONES FELICES

Usted viaja a París y no existe la posibilidad de que no quiera probar la cocina más famosa del mundo.

Las vacaciones son un buen momento para permitirse algunos caprichos. Pero ser un poco más indulgente no le hará volver a los malos hábitos. Habrá un cambio en la rutina, pero no en la filosofía de *Adelgaza en 30 días*. Se pueden experimentar nuevos gustos en las vacaciones, pero siempre dentro de los principios de perder peso con la dieta visual.

¿Cuál es mi consejo? Es simple. Haga las maletas con un plan en mente. Así como planea su tiempo de ocio, considere cómo gastará las calorías. Tan sencillo como cuando piensa en la ropa que necesita para los climas y eventos diferentes. Trate de determinar en qué cosas se permitirá consumir más calorías y en cuáles menos. Pensar en ello de antemano le evitará estar siempre del lado de las opciones altas en calorías. Haga lo que haga, no crea que deba asumir que «no puede» tomar ciertas comidas. No tiene sentido que vaya a París pensando que debe decir NO a los cruasanes. No se está absteniendo de nada, simplemente está viendo la manera de no excederse.

ESTAR UN POCO TRISTE

A veces, la vida le juega malas pasadas. Le sucede a todo el mundo, ya sean problemas en el trabajo, en las relaciones, enfermedades o muerte en la familia, pero lo cierto es que puede deprimirse. Las emociones negativas aumentan la necesidad de comer. Esto no es una metáfora abstracta. La mente y el cuerpo están conectados, y así es como funciona: se agita la mente y el cuerpo siente más apetito.

No hay mucho que usted pueda hacer al respecto. Y ya es demasiado duro tener que resolver lo que le está preocupando como para también preocuparse por lo que come.

Pero solamente con estar concienciado sobre lo que puede comer, sin necesidad de pensarlo, recordará los principios de este programa y desde el frente de su cerebro, donde se colocarán, le ayudarán a decidir las opciones.

Es importante tener en mente que las

RIESGOS OCULTOS: SABOTEADORES DE COMIDAS

Además de las dificultades obvias para seguir el programa de la dieta visual, también hay riesgos ocultos. Dentro de los potencialmente más dañinos se encuentran los saboteadores de comidas. Éstas son las comidas que pretenden ayudarle a perder peso. Pero el hecho es que distan de ser beneficiosas.

Son comidas de 0 calorías, que nos permitimos tomar porque son más bajas en grasas o azúcares que las que queremos sustituir.

Y lo que es aún más pernicioso es que como pensamos que nos convienen, tendemos a comer de más. Por ello, recomiendo que estas comidas saboteadoras sean excluidas del programa.

De no hacerlo, sabotearán su control de peso y los resultados.

Entre los productos de la lista de saboteadores, se encuentran: productos al horno, bajos en grasas y sin grasa. Si lee las etiquetas pensará que el sobrepeso desaparecerá inmediatamente. La evidencia muestra lo contrario. Lo que realmente estará haciendo es cambiar un tipo de calorías por otras.

Hay muchos otros saboteadores que, por cierto, resultan muy tentadores. Los divido en dos categorías: los que «no tienen» y los que «tienen».

Los que «no tienen» son todas esas comidas rápidas que aparecen en la publicidad y que claman no contener todos esos ingredientes «malos». Son bajos en grasas, grasas reducidas, sin azúcar, bajos en sodio, etc. Los que aparecen como productos sin colesterol son los que más me preocupan, porque pueden tener todos los otros ingredientes que sí hacen aumentar de peso. Las patatas de bolsa y las fritas, por ejemplo, no tienen colesterol, pero tienen mucha grasa y calorías.

Por otra parte, están los que «tienen»: son los que se presentan como «naturalmente sanos». Desgraciadamente, los percibimos como si tuviesen beneficios nutricionales.

Tal vez, el producto es edulcorado con zumo de fruta o miel, en lugar de azúcar refinado. O la barra para el tentempié proviene del algarrobo en lugar del verdadero chocolate. Tal vez, las bolsas de patatas son vegetales y no llevan patatas. Y así la lista puede seguir y seguir. Cuando reemplaza unos productos por aparentemente sus homónimos, puede que crea que son naturales, saludables y no tan malos como los 0 en calorías, pero no es cierto.

Una galleta edulcorada con miel lleva tantas calorías como una edulcorada con azúcar. Y las bolsas de patatas que llevan boniato o pastinaca, en lugar de las habituales patatas blancas, contienen las mismas calorías que éstas. No son buenas para usted, de manera que no debe comerlas.

comidas altas en calorías no pondrán fin a sus problemas ni lo sacarán de la depresión. De hecho, la conexión mente-cuerpo puede funcionar de las dos maneras: comer alimentos bajos en calorías y sanos tiene una gran repercusión en la mente, y ésta a su vez la tiene sobre el cuerpo. Y también aquí el ejercicio juega un papel fundamental. No es mala idea incorporarlo para combatir la tristeza. Las investigaciones demuestran que, por ejemplo, la sensación de placer que se siente al correr no sólo la tienen los que se dedican a correr largas distancias y de forma constante.

Una rutina efectiva en el ejercicio afecta a los neurotransmisores del cerebro como si se tratase de un «Prozac natural». Y moverse siempre es bueno para erradicar los problemas de la mente.

TEMOR A LA DELGADEZ

Uno de los baches más difíciles con los que se pueda tropezar en el camino de perder peso

El cambio, en la forma de pérdida de peso, puede dar miedo

con la dieta visual es el miedo a la delgadez. Y lo es porque no es fácil descubrir que está enraizado en la propia psicología del individuo y puede tener muchas formas.

Todos los velos que esconden el miedo a la delgadez tienen un punto en común: es el miedo a pasar del sobrepeso a la delgadez.

Puede dar miedo tanto a la persona afectada por el cambio como a las que le rodean. Puede ser amenazador, porque amenaza con modificar un estilo de vida que, para bien o para mal, resulta confortable, manejable y comprensible.

La gente se resiste a ese tipo de alteración, a menudo inconcientemente. Sorprende que la persona que quiere perder peso también se resista a volverse delgada.

ALTERAR UNA RELACIÓN

Perder peso con la dieta visual puede cambiar la dinámica de la relación con su pareja, sus hijos, amigos y colegas. En muchos casos, como mi colega psicoterapeuta Susan Amato señala: «Una persona con sobrepeso sirve para un propósito dentro de una unidad, que es la familia. Cuando una persona de la unidad

HACERLO POR USTED

«Nunca he comprendido el concepto vampiro emocional. *Pero a menudo me he encontrado con esa gente. Y ahora me doy cuenta de cuánta energía les daba. Luego debía ir a comer algo y enseguida me encontraba sin fuerzas. Hoy elijo simplemente no estar en su compañía», dice Heidi McInnery, miembro del grupo Chicago 7.*

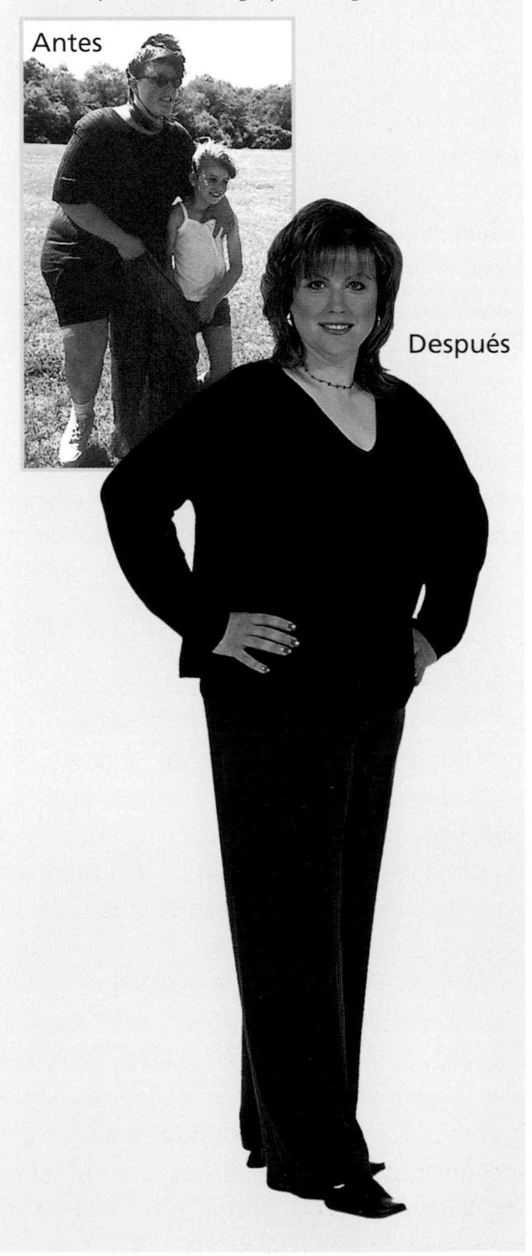

Antes

Después

pierde peso, toda la unidad cambia. Inconscientemente se altera la relación».

Los niños que estaban acostumbrados a una madre confortable y robusta puede que se encuentren incómodos ante una madre esbelta y con clase. El reajuste lleva tiempo.

Un marido o una mujer puede que se sienta, inconscientemente, inseguro frente a la pérdida de peso de su pareja. Tal vez piense que se ha vuelto más atractivo para el otro sexo y que su vida matrimonial peligra. Y eso le convierte en una persona vulnerable. Puede sonar rebuscado, pero puede que incluso la pareja intente sabotearle. Una manera sería llevando a la casa unos «regalos» de chocolate o dulces e incluso ofreciendo salir a celebrar esos kilos de menos en un lujoso restaurante, donde las comidas altas en calorías son una gran tentación.

También los amigos pueden sentirse amenazados. El que tiene sobrepeso siempre es considerado «un amigo universal», a quien se invita para cualquier cosa. No se le considera un rival frente al otro sexo. Pierda peso y los amigos van a comenzar a decirle que ha afectado a su carácter. Se preguntarán si todavía pueden confiar en usted. Se plantearán si no será una amenaza salir una noche con usted a tomar una copa con otras personas. Comentarán que era más jovial y divertido cuando tenía sobrepeso.

Perder peso con la dieta visual es su decisión. Hágalo por usted

Como la dinámica de las relaciones empezará a cambiar, la persona interesada en perder peso puede dudar. Inconscientemente, puede que se sienta mal por «decepcionar» a sus hijos, esposo, mujer o amigos. Si estas ideas le vienen a la mente, ¡deténgase!

Perder peso es su decisión, usted está haciendo esto por usted, no por los demás. Las necesidades de sus amigos son responsabilidad de ellos. Su responsabilidad le atañe ahora a usted, a su deseo de perder peso, aun si eso implica un cambio. Muchos amigos y parejas apreciarán que decida controlar su vida y estarán encantados de descubrir su nuevo yo. Después de todo, la variedad es el condimento de la vida. Encontrar nuevos aspectos en las relaciones enriquece, aunque en algunos momentos pueda resultar molesto.

MIEDO A LA INTIMIDAD

No sólo su efecto sobre los demás es lo que le puede preocupar mientras baja de peso; tal vez también tenga que enfrentarse a problemas internos que no había descubierto hasta ahora. Los psicólogos generalmente hablan de un «segundo beneficio» en cuanto a esos kilos de más: una manera de sentirse más protegido. En verdad, el sobrepeso le puede hacer estar fuera del juego de las citas y esto a veces sirve como barrera para no iniciar una relación romántica y/o sexual. Ahora no tiene que competir ni correr el riesgo de ser rechazado. ¡Qué alivio! El sexo deja de ser un problema.

No es de sorprender que, para algunos, la pérdida de peso pueda regenerar todos esos miedos a la intimidad que habían sido camuflados por el exceso de peso. Es una de las razones por las que la gente se resiste a perder peso, aun si en verdad saben que quieren ser esbeltos.

Desafortunadamente, no hay manera de evitar el riesgo a la intimidad ni tampoco un sustituto para recompensarla. La relación con los otros es compleja, pero vale la pena. Impedir la posibilidad de intimidad mediante el sobrepeso sólo funciona hasta un punto. Y queda demostrado, ya que si fuese feliz no intentaría seguir el programa *Adelgaza en 30 días*. Manténgase firme. Se le abrirá un nuevo mundo excitante en el que no le dará miedo entrar.

MIEDO A LA EXPOSICIÓN

El miedo a la delgadez se traduce en miedo a la exposición. Es el miedo a recibir atención, el miedo a cómo lo ven los otros, el miedo a que le conozcan, el miedo a tener que competir con otros... La ansiedad que provoca actuar hace que la gente se sienta incómoda. Por eso, si mantiene el sobrepeso, se siente más a salvo.

De hecho, permanecer con sobrepeso puede ser una excusa eterna: ¿no ha obtenido el ascenso en el trabajo? No fue su culpa, sino el sobrepeso. ¿Otro consiguió el papel en la obra? Se consuela pensando que no se debió a que no tiene talento, sino a que no era lo suficientemente delgado.

Una paciente de hace unos años era una mujer muy agradable que cantaba ópera, un trabajo en el cual tener kilos de más no es un inconveniente. Sin embargo, nunca tuvo buenos trabajos ni buenas audiciones. Ella decía que era por el peso, pero la verdad es que no tenía la voz con la fuerza que se requería. Y mientras mantenía los kilos de más, no se enfrentaba a la verdad.

Cuando Sharon bajó de peso, tuvo que enfrentarse a su verdad y asumir que no sería cantante de ópera. Fue una dura lección, pero, una vez que la aprendió, una nueva y esbelta Sharon pudo continuar con su vida. Cambió de carrera y, por primera vez, se siente satisfecha.

PERDER PESO CON LA DIETA VISUAL PARA TODA LA VIDA

Mike Carter, un oficial de Nueva York del sindicato de bomberos, perdió 36 kg como resultado de haber cambiado los hábitos de comida siguiendo los principios de la dieta visual. Mientras estaba escribiendo el libro, él no había recuperado los kilos perdidos.

El miedo a la delgadez se traduce en miedo a la exposición

Una mujer policía, Dorothy Parker, me vino a ver por primera vez en 1995 después de su segundo parto y pesaba 77 kg. Bajó hasta los 53,5 kg y tampoco los ha recuperado.

El grupo de Chicago 7 ha perdido un total de 128 kg y continúa con el programa. Ninguno de ellos ha cambiado su vida. Lo que han modificado es su relación con la comida y sus hábitos alimentarios. Han intentado comprender, readaptarse y adquirir conocimiento. Tienen una imagen mental de las comidas que les convienen. Han logrado el equilibrio que deseaban. Estos veteranos del programa de la dieta visual han realizado pequeños cambios que les representaron grandes diferencias.

No le estoy pidiendo que cambie su estilo de vida, sino que cambie su relación con la comida y que haga de este cambio una parte integral de su vida. ¿Cómo lo puede hacer? Una comida por vez.

Para Mike Carter, así como para los otros bomberos de Chicago 7 con los que él trabaja, y otros muchos pacientes que he tratado con éxito, *Adelgaza en 30 días con la dieta visual* se ha convertido en un hábito. No un programa, ni un proyecto, ni un evento especial. Es una manera de hacer la compra,

SER PACIENTE

«Ahora me resulta fácil correr para coger el autobús y puedo subir por las escaleras los cuatro pisos que hay hasta mi casa –dice David Taylor, uno de mis pacientes que vino a verme a mi consulta en Nueva York–. Me siento más sano tanto de cuerpo como de mente.»

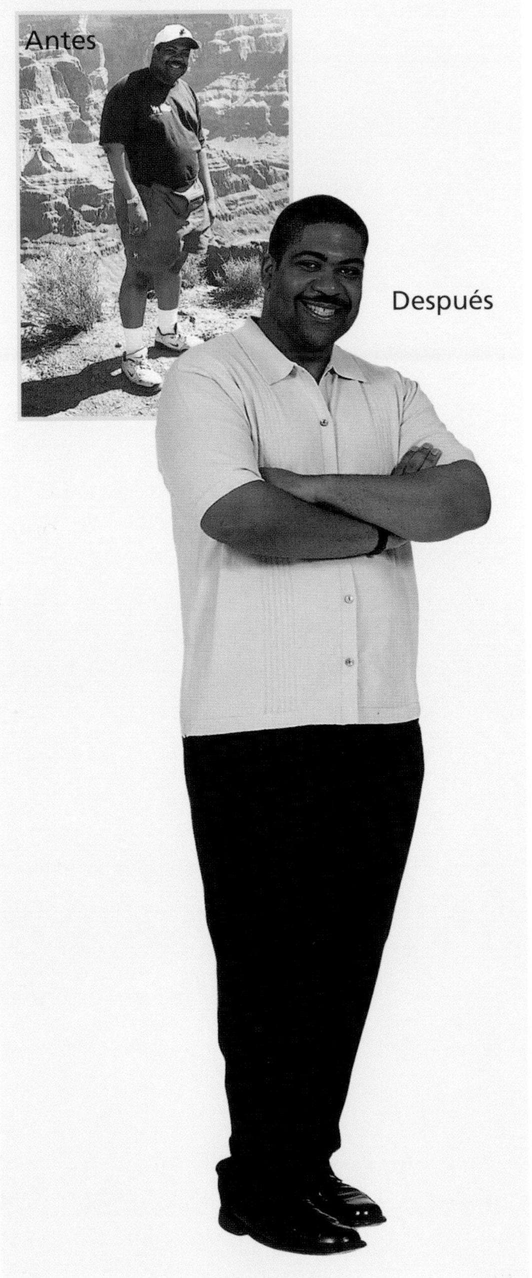

de cocinar y de comer que, para ellos, se ha vuelto una manera de vivir. Es una historia de éxito a largo plazo.

COMPROMISO CON EL CAMBIO

Usted eligió comprar este libro e iniciar la dieta visual. Y entendió profundamente que era una opción para el resto de su vida.

¿Está comprometido? Ha pasado 30 días en continuo cambio. Han habido cambios pequeños y otros más grandes. Ha incorporado nuevos alimentos a su dieta y nuevas actividades físicas a su agenda. También ha introducido nuevos conceptos en su cerebro: tiene actitudes distintas ante algunos alimentos muy conocidos por usted, como los lácteos, y otros nuevos, como los productos de soja. Ha tomado conciencia sobre calorías y nutrición. Asimismo, ha comprendido sus problemas emocionales y, tal vez, esté exorcizando viejos demonios.

Parece como si se hubiese comprometido. De hecho, cuando vuelve la mirada atrás, comprueba que ha hecho mucho, que ha recorrido un largo camino. ¿Cuál es el resultado? Su apariencia es buena, ha cambiado su vestuario, se siente pletórico y sabe elegir comidas bajas en calorías, sanas y nutritivas día a día, y lo hará para siempre. ¿Cuál es mi prescripción? No abandone.

PESOS Y MEDIDAS

Glosario de unidades de medida

1 tazón = 1 taza de desayuno
1 taza = 1 taza de las de té
1 tacita = 1 taza de las de café
1 cucharada = 1 cucharada sopera
1 cucharadita = 1 cucharada de las de postre
1 cucharadita de moca = 1 cucharada de las de café
1 vaso = 1 vaso de los de agua
1 vasito = 1 vasito de los de vino

Tabla de equivalencias de capacidades

1 tazón = 250 ml = $^1/_4$ l
1 taza = 150 ml
1 tacita = 100 ml = 1dl
1 vaso = 200 ml = 2 dl
1 vasito = 100 ml = 1 cl
8 cucharadas soperas = 100 ml = 1 dl
1 copita o vaso de licor = 50 ml = $^1/_2$ dl = 4 cucharadas soperas

Tabla de pesos

1 cucharada sopera rasa de...

aceite = 15 g
agua = 16 g
arroz = 20 g
azúcar = 20 g
azúcar glas = 15 g
café = 18 g
fécula = 12 g
harina = 15 g
leche = 17 g
levadura = 10 g
mantequilla = 15 g
mermelada = 20 g
miel = 10 g
nata líquida = 20 g
pan rallado = 15 g
perejil o cualquier otra hierba picada = 10 g
queso rallado = 15 g
sal = 15 g.

ÍNDICE

Las referencias de página en negrita, indican recuadros o tablas.
Las referencias en cursiva indican ilustraciones.

A

B

C

D

E

F

G

H

I

J

K

L

Q

R

S

T

U

V

W

Y

Z

AGRADECIMIENTOS

Mucha gente que ha contribuido a hacer realidad nuestro programa, salen en las páginas de este libro; algunos de ellos con sus fotografías. Pero mucha otra gente está involucrada en el esfuerzo y me enorgullezco de agradecerles.

Gracias a Phyllis Roxland por su instrucción en la comida sin carne. A Roz Siegel, mi editor en Rodale Press de Nueva York, y a Aaron Brawn de Studio Cactus en el Reino Unido que me brindaron sabiduría, experiencia y humor mientras revisaban el manuscrito. A Susanna Margolis, mi colaboradora editorial, que tiene una gran habilidad para transcribir mis pensamientos en lenguaje claro y competente. Y a Mel Berger, mi agente de William Morris Agency, que parece la mano divina del texto. Todo el mundo cree que con Mel estoy en buenas manos. Todos tienen razón.

Al equipo editorial del Reino Unido, que son los grandes responsables del libro que ahora está en sus manos, les ofrezco mi agradecimiento más sincero. Al equipo de Studio Cactus (el diseñador Dawn Terrey, las economistas Denise Smart, Penny Stephens y Philippa Vanstone, la dietista Sue Baice y el fotógrafo Iain Bagwell), por favor, aceptad mis agradecimientos por el duro trabajo y el resultado supremo. Al equipo de Rodale, del Reino Unido (Anne Lawrence, Maggie Ramsay, Helen Evans, Susannah Webster y Keith Bamburi), a la gurú Sara Granger y Jane Tappuni, jefa internacional de ventas, por favor, también aceptad mi gratitud y mis mejores deseos.

A la diseñadora Diane Vezza y sus ayudantes Joan Parkin y Rose Holden. Al fotógrafo Kurt Wilson y su asistente Troy Schnyder que han dado a luz a las demostraciones de *Adelgaza en 30 días con la dieta visual*, revisadas para esta edición por Iain Bagwell. La diseñadora de libros Christina Gaugler, tanto en este libro como en su predecesor, ha sabido escuchar mis preguntas y sugerencias y ha creado una guía agradable para usuarios de diferentes edades.

También han añadido gran valor al libro Jennifer Bright, Loise Hazel y Carrie Havranek, todos ellos de Rodale.

No tengo palabras para: Mary Lengle de Rodale; Vanessa Menkes, Kara Cohen y Judy Drutz de Dan Klores Communications; y Jo Marshall de Midas Public Relations de Londres. Juntos, probablemente sean el equipo publicitario más creativo y efectivo de la historia del mundo.

También estoy agradecido, por este libro y por el original, a mi amiga Anne-Laure Lyon, estilista de moda, por su punto de vista, sus consejos y su experiencia.

Gracias, como siempre, al equipo de mi consulta en Nueva York que, quién sabe cómo, me han ayudado a compaginar mis dos carreras: de médico y de autor. Gerri Pietrangolare y Alexandra Lotito han conseguido que la consulta no parara, y la nutricionista Sharon Richter y la terapeuta Les Koch han prestado un gran servicio a mis pacientes.

Un agradecimiento especial a la doctora en psicología Adele Fink, quien comparte oficina en Nueva York conmigo así como, generosamente, su conocimiento sobre la dimensión psicológica de perder peso. También a mi colaboradora psicoterapeuta Susan Amato, quien es consejera de Chicago 7 y me ha dado información muy útil sobre problemas psicológicos que han quedado reflejados en este programa de 30 días. Gracias de corazón.

Mi familia me ha prestado un gran apoyo durante el proceso de escritura. Gracias a: mi hermano y mi cuñada, Michael y Andee Shapiro, y a mi hermana y cuñado, Marilyn y Michael McLaughlin. Una presencia diaria, en el transcurso de estas páginas para la versión inglesa, ha sido la memoria de mis padres, Eleanor DeWalt y Charles Shapiro.

Las personas que aparecen en estas páginas son los verdaderos héroes y heroínas; miembros del departamento de policía de Nueva York, Chicago 7, y muchos bomberos de la ciudad de Nueva York me han permitido explicar sus historias. Como muchos otros pacientes y lectores, están pasando la prueba de haber cambiado su manera de comer mientras pierden un peso considerable, incluso en 30 días. Aplaudo su éxito y les estoy muy agradecido por servir de inspiración a otras personas.

Dr Howard M. Shapiro